NICOLA KUHRT | DR. MED. JAN OUDE-AOST |
PROF. DR. CORNELIA BETSCH

FAKTEN-CHECK IMPFEN

Pro und Contra auf den Grund gegangen

INHALT

Liebe Gesundheitsinteressierte,

schön, dass Sie sich für dieses Buch entschieden haben. Es wird Ihnen ein wichtiges Thema auf anschauliche Art näherbringen. Denn ich nehme an, Sie wollen für sich und Ihre Liebsten die beste Entscheidung treffen. Die Autoren sind echte Profis auf ihrem Gebiet. Ich kenne Cornelia Betsch, Nicola Kuhrt und Jan Oude-Aost schon sehr lange und habe sie sogar ein bisschen miteinander für dieses Projekt »verkuppelt«. Vor vielen Jahren habe ich im Bereich der Kinderheilkunde gearbeitet und wollte Kinderpsychiater werden, so wie Jan. Ich wurde stattdessen Journalist, wie Nicola. Sie schreibt immer wieder auch für meine Zeitschrift »Hirschhausens Gesund Leben« und engagiert sich mit der Plattform »MedWatch« für eine wissensbasierte Medizin und den Schutz von Patienten vor gefährlichem Unsinn und Geschäftemachern. Cornelia ist Professorin für Gesundheitspsychologie, setzt sich für die »Scientists for Future« ein und hat mit ihren Studierenden mein Bühnenprogramm wissenschaftlich auf seine Wirksamkeit untersucht. Gemeinsam haben wir auch für das »Deutsche Ärzteblatt« Artikel geschrieben und Podiumsdiskussionen zum Thema Impfen bestritten. Von diesen drei Autoren können Sie für sich neue Sichtweisen gewinnen.

Während ich dies schreibe, bereitet sich Deutschland auf die Impfungen gegen den Pandemie-Erreger COVID-19 vor. Die Geschwindigkeit, mit der innerhalb von einem Jahr gleich mehrere Wirkstoffe entwickelt wurden, ist eine historische Leistung und eine medizinische Sensation. Gleichzeitig sind über die Auseinandersetzungen rund um Corona eine Menge Ängste und Falschinformationen aufgetaucht, die sich schneller im Netz verbreiten, als die zuständigen Fachleute sie widerlegen können. Umso wichtiger, dass man sich einmal in Ruhe mit den Grundlagen des Impfens beschäftigen kann. Das ganze Jahr 2020 haben wir einen Impfstoff herbeigesehnt, der die schmerzhaften Einschränkungen des Miteinanders und des öffentlichen Lebens überflüssig machen soll. Und ich dachte immer daran, dass blöder, als fieberhaft einen Impfstoff zu suchen und keinen zu finden, nur eins ist: einen zu haben, der dann nicht eingesetzt wird. Schmerz gehört zum Leben dazu. Aber vermeidbares Leiden tut doppelt weh.

Meine Zeit als Arzt in der Kinderneurologie ist lange her, aber ich habe noch die Kinder vor Augen, die an komplizierten Hirnhautentzündungen erkrankt waren. Nicht immer konnten wir helfen. Wenn heute immer noch Kinder an unheilbarem Hirnschwund, ausgelöst durch Masernviren, sterben, frage ich mich, was in der Kommunikation der letzten Jahrzehnte schiefgelaufen ist. Die ältere Generation von Hebammen, Ärzten und Schwestern weiß, was für ein Segen es ist, dass wir alle vor Polio, Pocken, Mumps und Röteln keine Angst mehr haben müssen.

Das wichtigste Argument für mich ist und bleibt: Impfen ist solidarisch! Wir schützen die Schwachen, die nicht geimpft werden können, und werden von anderen geschützt. Wir sehen heute, wie gut der Gemeinschaftsschutz funktioniert. Seit die Enkel gegen den Keim Haemophilus influenzae geimpft werden, sterben auch weniger Senioren an dieser Lungenentzündung. Gesundheit ist eben »ansteckend«, wir geben sie weiter. Impfen ist ein kleiner Pieks mit großer Wirkung.

Viel Freude mit einem Sachbuch, mit dem Sie hoffentlich sich und andere überzeugen können, wie froh wir sein dürfen, in Deutschland im 21. Jahrhundert zu leben. Ich bin es jedenfalls!

Ihr
Eckart von Hirschhausen
Arzt, Wissenschaftsjournalist und Gründer der Stiftung
Gesunde Erde – Gesunde Menschen

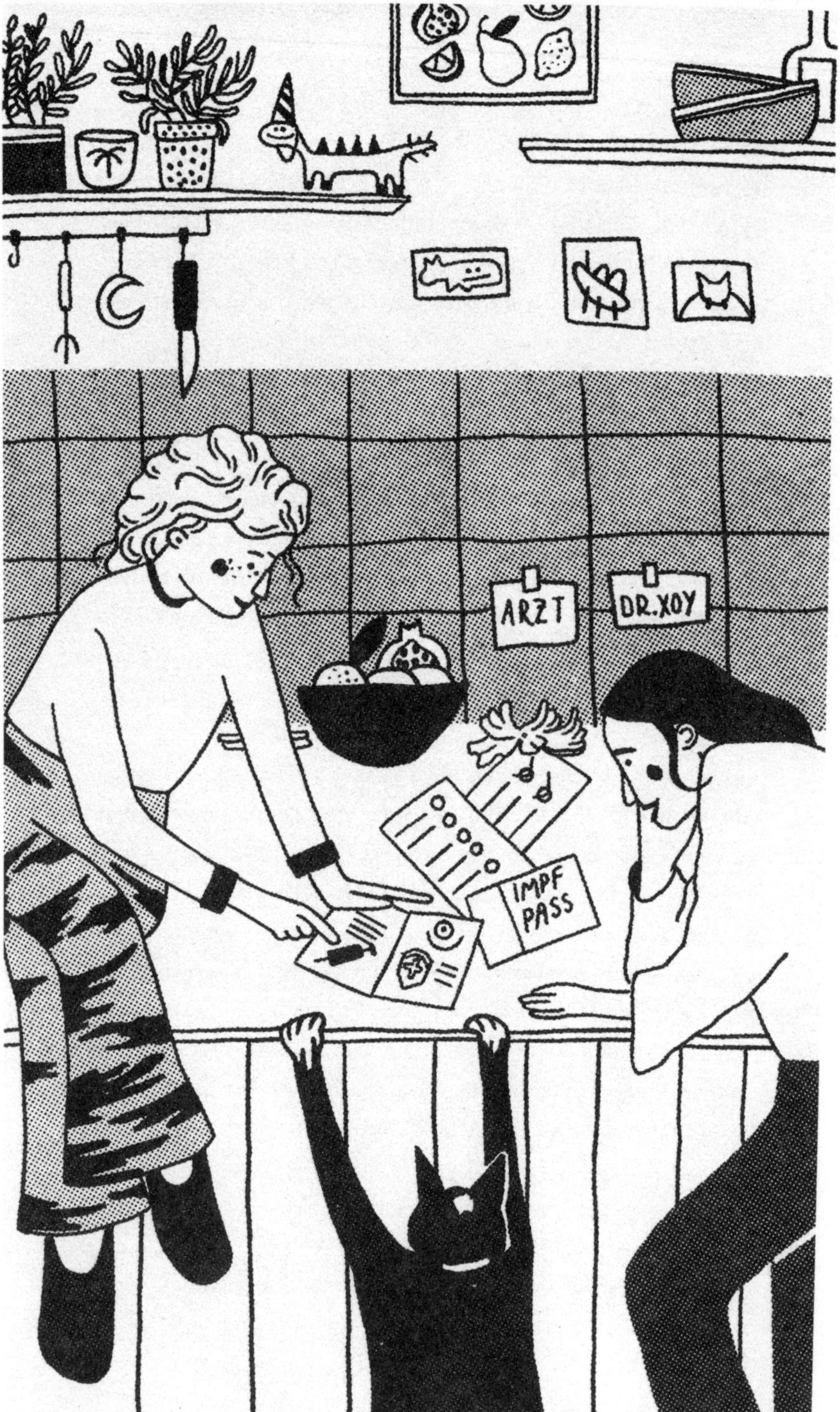
ARZT
DR. XOY
IMPF PASS

Impfen – das sollten Sie wissen

Impfen: Viele tun es einfach, weil der Arzt es empfiehlt oder sie selbst es für selbstverständlich und wichtig halten. Andere zweifeln, suchen Rat und Informationen, wieder andere haben ein mulmiges Gefühl oder lehnen Impfen ganz ab. Und wo stehen Sie? Dieses Buch will und wird unterschiedliche Meinungen nicht werten. Dennoch denken wir, dass je nach bisheriger Erfahrung und Sichtweise bestimmte Informationen besonders nützlich für Sie sein könnten. Daher schlagen wir Ihnen vorab Kapitel vor, die Sie gezielt ansteuern können.

Sie sind bereit: »Ich lasse mich und mein Kind gegen alles, was empfohlen ist, impfen.«

Lesen Sie das Kapitel »Was Sie und Ihr Kind beim Impfen erwartet« (siehe Seite 35 ff.).

Sie zögern: »Ich weiß nicht recht. Ich habe einiges über das Impfen gelesen, das mich verunsichert. Vielleicht werden wir die eine oder andere Impfung verschieben oder auslassen.«

Lesen Sie die Kapitel »Ist Impfen sicher?« (Seite 58 ff.) und »So entstehen Zweifel« (siehe Seite 121 ff.).

Sie lehnen Impfungen ab: »Ich vertraue Impfungen nicht und bin strikt dagegen.«

Lesen Sie das Kapitel »Impfmythen entzaubert« (siehe Seite 88 ff.).

Sie haben noch keine Meinung: »Impfen? Darüber hab ich noch nie nachgedacht!« Oder: »In der Pandemie habe ich viel Seltsames darüber gelesen und weiß jetzt gar nicht mehr, was ich denken soll.«

Lesen Sie die Kapitel »Drei gute Gründe« (siehe Seite 10 ff.) und »Was – wann – für wen?« (siehe Seite 19 ff.).

DREI GUTE GRÜNDE

Die meisten Menschen in Deutschland sind gut geimpft. Dennoch führen Impflücken zu Ausbrüchen schon verschwunden geglaubter Krankheiten. Deshalb nennen wir Ihnen zunächst drei gute Gründe für das Impfen.

Impfen ist effektiv

Viele Infektionskrankheiten waren noch vor einigen Jahrzehnten sehr weit verbreitet und vor allem für Kinder eine ernste Bedrohung. Impfen hat eine wahre Erfolgsgeschichte geschrieben und zählt gleich nach sauberem Wasser und Toiletten zu den effektivsten Maßnahmen, um die Gesundheit eines Menschen zu erhalten.
Impfungen reduzieren das Risiko, an schweren, teils lebensbedrohlichen Krankheiten zu erkranken, gegen die die Medizin kaum eine oder gar keine Therapie hat. Die Impfung kann den Menschen schützen – vom Kleinkind bis zum Erwachsenen. Seit den Neunzigerjahren sind weltweit deutlich weniger Kinder an Krankheiten gestorben, die durch Impfen verhindert werden können, zum Beispiel an Masern und Tetanus. Dies ist der Erfolg von effektiven Impfungen.
Durch eine Impfung bereiten sich die körpereigenen Abwehrzellen auf bestimmte Krankheitserreger vor. Bei einem späteren Kontakt erkennt das körpereigene Immunsystem den Krankheitserreger umgehend und kann sich rasch und wirksam gegen diesen wehren.

Impfen ist sozial

Die meisten Impfungen können verhindern, dass sich hochansteckende Krankheiten ausbreiten: Wenn ich geimpft bin, kann ich Sie nicht anstecken. Durch diesen Gemeinschaftsschutz wird man also nicht

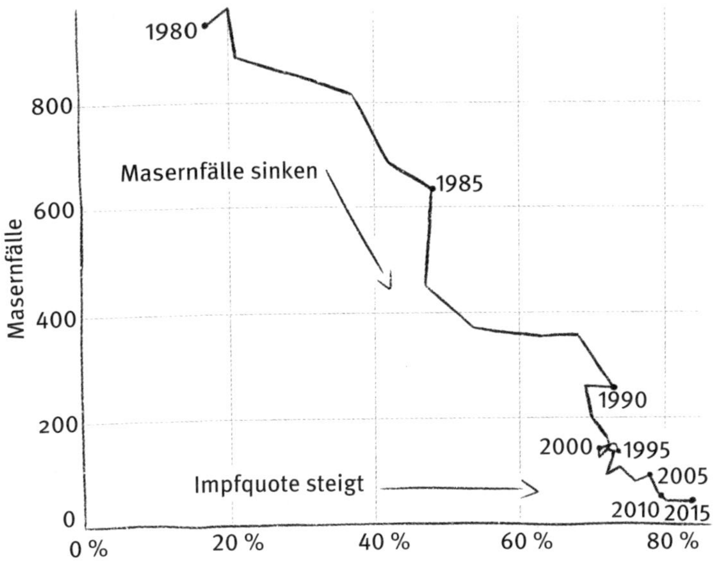

Durch den Einsatz von Impfungen sind in den Industrienationen viele Krankheiten ganz oder nahezu verschwunden, zum Beispiel Masern.
Quelle: https://ourworldindata.org/vaccination#global-decline-of-measles

nur nicht krank, man gibt die Krankheit auch nicht weiter. Menschen, die sich nicht impfen lassen können, sind darauf angewiesen, dass die anderen um sie herum eine Art Firewall aufbauen. Säuglinge und Kleinkinder sind für manche Impfungen beispielsweise noch zu jung und es gibt Menschen, die zum Beispiel aufgrund einer Schwangerschaft oder Krebstherapie keine Impfung erhalten können. Diese Menschen brauchen uns. Sie sind darauf angewiesen, dass die Menschen in ihrem Umfeld geimpft sind und ihnen Schutz vor der Ausbreitung und Ansteckung mit der Krankheit bieten. Einer für alle, alle für einen: Je mehr mitmachen, desto besser funktioniert es.

Ein Beispiel: Wenn über 95 Prozent der Bevölkerung einen Immunschutz gegen die Masern hätten, ließen sich die Masern ausrotten. Um ausreichend Immunität gegen Maserviren aufzubauen, sind zwei Impfungen nötig – hier sind wir in Deutschland aktuell weit von 95 Prozent entfernt: Die zweite Masern-Impfung hatten 2020 nur 70 Prozent der Zweijährigen. Bis zum Schulalter haben aber insgesamt 93 Prozent der Kinder beide Impfungen.

Je ansteckender eine Krankheit ist, desto mehr Menschen müssen dagegen immun sein. Ein Mensch, der an Masern erkrankt ist, kann im Schnitt 15 ungeimpfte Menschen anstecken – damit sind die Masern eine der ansteckendsten Infektionskrankheiten und die Impfquote muss hier am höchsten sein, um die Übertragung effektiv zu stoppen. Zum Vergleich: Bei Pocken sind es bis zu sechs Personen, die durch eine erkrankte Person infiziert werden, bei Polio bis zu sieben. Die Pocken wurden durch Impfprogramme bereits ausgerottet, bei Polio steht der Erfolg hoffentlich kurz bevor.

Info

DIE UNSICHTBARE WIRKUNG

Mit der effektiven Verhütung von Krankheiten ist es so eine Sache. Anders als bei der Verhütung von Schwangerschaften – etwa mit einem Kondom – wissen Sie nicht, wann eine Impfung Sie geschützt hat. Heute in der Straßenbahn, als Sie sich am Griff festhielten – hat Ihre Impfung da eine Grippeinfektion verhindert? Oder Sie im Wartezimmer gegen die Masernviren geschützt, die ein Kranker zuvor hinterlassen hat? Wir wissen es meistens nicht. So gesehen sind Impfungen Opfer ihres eigenen Erfolges. Gerade weil sie so effektiv sind und die meisten Menschen geimpft sind, sehen wir die Krankheiten nicht mehr und unterschätzen sie. Das kann zu Impfmüdigkeit führen (siehe Seite 67 ff.).

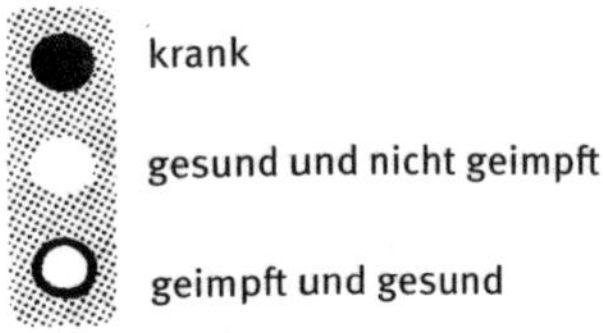

Wenn niemand geimpft ist, verbreitet sich eine ansteckende Krankheit ungebremst.

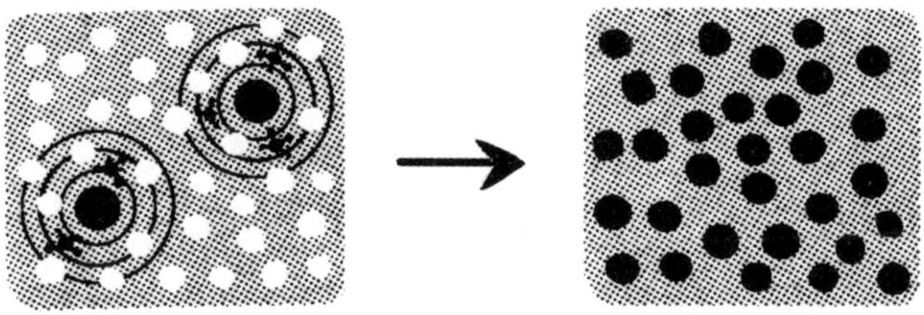

Wenn einige geimpft sind, verbreitet sich eine ansteckende Krankheit teilweise.

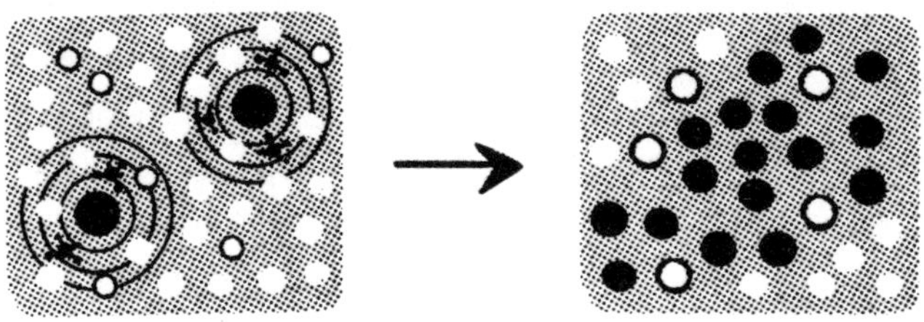

Wenn ein Großteil geimpft ist, wird die Ausbreitung der ansteckenden Krankheit gestoppt und Menschen, die sich nicht impfen lassen können, werden von den Geimpften um sie herum mitgeschützt.

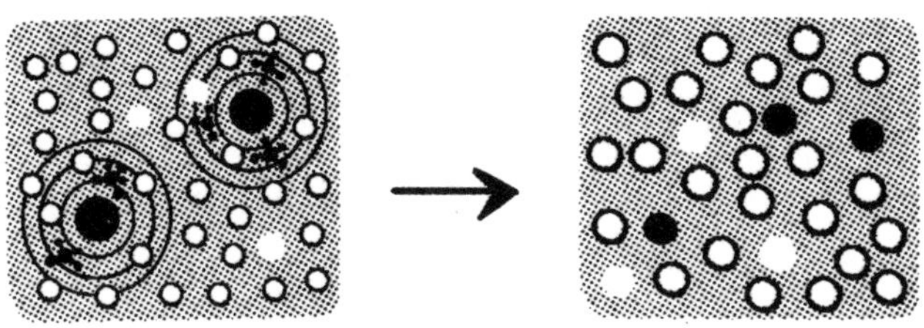

Ein bedeutender Aspekt des Impfens ist der Gemeinschaftsschutz: Wer geimpft ist, schützt nicht nur sich selbst, sondern auch andere Menschen.

Info

HERDENIMMUNITÄT IST GEMEINSCHAFTSSCHUTZ

Gemeinschaftsschutz bezeichnet man häufig auch als Herdenimmunität – ein Begriff aus der Tiermedizin, der beschreibt, wie sich etwa in einer Schafsherde die Tiere gegenseitig schützen, wenn sie gegen eine Krankheit immun sind. Aber wer ist schon gerne ein Schaf? Gemeinschaftsschutz drückt aus, was es ist: ein Schutz für die Gemeinschaft, in der jeder für den anderen Verantwortung übernimmt und sich selbst und den anderen schützt.

Impfen ist also auch so etwas wie ein sozialer Vertrag, den wir alle miteinander schließen: Ich lasse mich impfen und du dich. Ich schütze dich, du schützt mich. Und gemeinsam schützen wir die, die sich nicht impfen lassen können. Das funktioniert, wenn viele mitmachen. In der Tat sagen weltweit 92 Prozent der Menschen, dass Impfungen für Kinder wichtig sind, in Asien sind es sogar 98 Prozent, während West- und Osteuropa mit 83 und 80 Prozent das Schlusslicht bilden.

Impfen ist ein Recht – und eine Verantwortung

Kinder haben ein Recht darauf, dass ihnen die bestmögliche Gesundheitsversorgung zugutekommt. Dies wurde 2002 sogar in Artikel 24 der UN-Kinderrechtskonvention in New York festgelegt: Jedes Kind soll ein Recht auf (routinemäßige) Impfungen zur Gewährleistung der Gesundheit haben. Mit diesem Entschluss wird anerkannt, dass Routine-Impfungen notwendig sind, um das Recht des Kindes auf Gesundheit umzusetzen. Doch was wiegt höher? Das Elternrecht oder das

Recht des Kindes auf Gesundheit? Dürfen Eltern ihrem Kind Impfungen auch dann vorenthalten, wenn daraus absehbar im Leben des Kindes Krankheit und in einzelnen Fällen gesundheitliche Schäden bis hin zum Tod resultieren?
In Deutschland ist Impfen – mit Ausnahme der Masern-Impfung – freiwillig. Das wirft in einigen Bereichen auch moralische Fragen auf: Sollte es wirklich die freie Entscheidung einer Ärztin oder eines Pflegers sein, sich impfen zu lassen oder nicht, wenn sie Krebspatienten mit einem schwer eingeschränkten Immunsystem behandeln oder auf einer Neugeborenen-Intensivstation oder in einem Pflegeheim arbeiten? Haben Patienten in einem Krankenhaus oder in einer Arztpraxis nicht das Recht, dass die Menschen dort alles in ihrer Macht Stehende tun, damit sie keine potenziell tödliche Infektion bekommen?
Der Gesetzgeber hat zumindest für Masern entschieden: Wer in diesen medizinischen Bereichen arbeitet, muss gegen Masern geschützt sein, hier gilt die Impfpflicht. Das Masernschutzgesetz sorgte 2019 für viel Diskussion, denn seither ist die Masern-Impfung nicht nur für medizinisches Personal und Personal in Bildungseinrichtungen Pflicht, sondern auch für Kinder. Wir widmen der Impfpflicht in diesem Buch ein ganzes Kapitel (siehe Seite 80 ff.).

Was uns Corona gelehrt hat

Seit 2020 bestimmt das neuartige Coronavirus unser Leben – und als dieses Buch fertig war, war noch nicht klar, wie lange dies so bleiben würde. Das Virus sorgte für Homeoffice, Masken und Abstand. Wir haben unsere Kinder zu Hause unterrichtet, Oma und Opa nur telefonisch kontaktiert. Kleinere Geschäfte sahen sich durch Kundenmangel in ihrer Existenz bedroht oder mussten gar schließen. Und auch nach dem Ende des ersten Lockdowns blieb vieles anders. Das Virus nötigte viele Menschen und Institutionen zu einem Crashkurs in (digitalen)

Innovationen und zu anderen Lebensveränderungen, die nur kurze Zeit zuvor noch undenkbar waren. Heute weiß jeder, welchen Effekt ein Virus, eigentlich mikroskopisch klein und unsichtbar, auf das Funktionieren einer Gesellschaft, unser Arbeitsleben, Freundschaft und Familie haben kann – und auch, welche Einschränkungen für die persönliche Freiheit es mit sich bringen kann.
Und alle haben wir dazugelernt. Zuerst, dass wir die Zahl der Neuinfektionen niedrig halten müssen, damit unsere Krankenhäuser nicht überlastet werden. Und dass die Reproduktionsrate dabei die entscheidende Zahl ist: Wie viele steckt jeder Infizierte an? Im Frühsommer 2020 lag sie bei 1, sie sollte aber am besten deutlich darunter liegen. Wenn weltweit jeder Infizierte weniger als einen Menschen ansteckt, dann stirbt das Virus irgendwann aus.
Kaum verstanden wir, was die Reproduktionszahl ist, lernten wir die Bedeutung von Superspreadern und den zugehörigen K-Faktor kennen. Letzterer beschreibt, ob bei einem Infektionsgeschehen wenige Superspreader viele andere Menschen anstecken oder ob Ansteckungen auf viele Infizierte zurückgehen, es also keine oder wenige Superspreader gibt. Seit Corona kennt fast jeder das Konzept der Herdenimmunität (siehe Seite 13). Gemeinschaftsschutz ist im Infektionsschutz ein wichtiges Ziel, egal ob er durch Krankheit oder durch Impfung entsteht. Mitten in der Pandemie hoffen die meisten Menschen auf ein wirksames Gegenmittel gegen den unsichtbaren Gegner. Das Wettrennen verschiedener Pharmahersteller, auch aus Deutschland, einen wirksamen Impfstoff gegen Corona zu entwickeln, dominierte oft die Nachrichten. Welcher Hersteller entwickelt den ersten Corona-Impfstoff? Wie effektiv wird der Schutz gegen das Virus sein? Wir lernen, dass es Tot- und Lebendimpfstoffe gibt und dass der erste Impfstoff gegen Corona ein Impfstoff ist, der durch Gentechnik wirkt (siehe Seite 17). Wir alle erleben mit jedem Fortschritt, mit jeder Entwicklung ein Stück Forschung in Echtzeit.

Extra

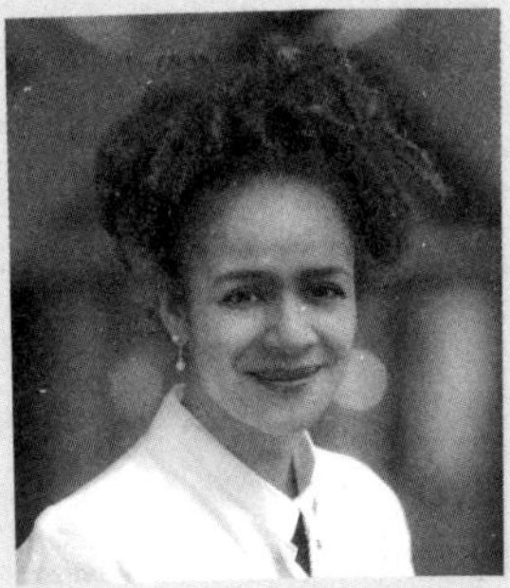

INTERVIEW MIT EINER IMPFSTOFF-FORSCHERIN

Die Infektionsforscherin Marylyn Addo vom Universitätsklinikum Hamburg-Eppendorf (UKE) arbeitet gemeinsam mit Forschern der Universitäten München und Marburg an einem Impfstoff gegen das neue Coronavirus. Vor der Pandemie hat sie einen hochwirksamen Ebola-Impfstoff mitentwickelt und einen eingeflogenen Patienten behandelt.

Frau Addo, von welcher Art ist der Impfstoff, an dem Sie arbeiten?

Marylyn Addo: Wir arbeiten an einem Vektorimpfstoff. Diese Art Impfstoff ist neu und wurde aber zum Beispiel schon zum Schutz vor Ebola zugelassen.

Was genau ist ein Vektorimpstoff?

Addo: Bei Vektorimpfstoffen wird das Genmaterial des Virus, gegen das man impfen möchte, in harmlose Viren eingebaut und dann als Impfstoff injiziert. Im Körper bringen die entsprechend modifizierten harmlosen Viren den Körper dann dazu, Antikörper zu produzieren. Trifft irgendwann einmal das tatsächliche Virus – in unserem Fall SARS CoV-2 – auf den Menschen, ist dessen Immunsystem bereits vorbereitet und kann den Erreger abwehren. Wir nutzen den Impfstoff als Plattform, sozusagen als Basis für unsere Entwicklung. Und das auch nicht zum ersten Mal: Wir haben diesen Vektor bereits in einem Entwicklungsprogramm für einen Impfstoff gegen MERS (Middle East Respiratory Syndrome, eine schwere Atemwegserkrankung) eingesetzt, hier haben wir diesen bereits bis in Phase 1 der drei Studienphasen mit guter Sicherheit und Verträglichkeit getestet.

Diese Plattform stelle ich mir vor wie einen Basis-Kuchenteig und je nachdem, was für ein Virus bekämpft werden soll, arbeitet man mit diesem Kuchenteig dann weiter und ergänzt entweder Schokolade, Nüsse oder Kakaopulver.
Addo: Ja, das ist ein ganz guter Vergleich. Ich habe bisher immer an einen Lego-Bausteinkasten gedacht, dass quasi eine Grundstruktur da ist. Dann stelle ich es mir immer vor wie so einen Ring. Und an diesen baut man dann den Wirkstoff gegen das Virus auf, das man bekämpfen möchte.

Ein wichtiges Argument der Impfgegner oder generell der Kritiker einer Impfung ist ja, dass Nebenwirkungen nicht kommuniziert werden. Für den Impfstoff gegen das neuartige Coronavirus, an dem Sie arbeiten, können Sie da schon sagen, welche Nebenwirkungen es vielleicht geben wird?
Addo: Wir haben tatsächlich aus 2020 Daten von den ersten Menschen, die gegen das MERS-Virus geimpft worden sind. Wir erwarten eigentlich ein ähnliches Nebenwirkungsspektrum, weil sehr viel am Impfstoff gleich bleibt. Was wir an Nebenwirkungen gesehen haben, war alles mild und moderat, wie etwa Kopfschmerzen, leichter Schmerz an der Einstichstelle. Starke und schwerwiegende Nebenwirkungen gab es nicht.

Es kann durchaus sein, dass verschiedene Impfstoffe gegen Corona auf dem Markt sein werden. Befürchten Sie ein Chaos?
Addo: Nein, es wird ja nicht 20 Impfstoffe geben. Aber es ist auch gut, dass man sich nicht nur auf einen einzigen versteift. Es ist wichtig und gut, dass man verschiedene Ansätze in der Entwicklung vorhält. Wie viele dann am Ende tatsächlich auf den Markt kommen und da auch angewendet werden, muss man sehen. Und auch nicht zu vergessen: Man muss ja auch erst mal verstehen, welche Impfstoffe bei wem am besten wirken.

WAS – WANN – FÜR WEN?

Der Impfkalender des Robert Koch-Instituts (siehe Seite 28 f.) zeigt, wann welche Impfung empfohlen ist. Eine Impfung sollte jeweils zum frühestmöglichen Zeitpunkt gegeben werden. Einige Impfungen müssen über das ganze Leben hinweg immer wieder aufgefrischt werden.

Gegen welche Krankheiten gibt es eine Impfung?

Hier beschreiben wir Ihnen zunächst die Krankheiten, die Impfungen verhindern können. In den folgenden Kapiteln finden Sie Informationen, wann und wer womit geimpft werden sollte. Informationen zur Impfung gegen COVID-19 finden Sie auf Seite 150.

Diphtherie

Diphtherie wird durch Bakterien verursacht. Der Erreger ist weltweit verbreitet und kann auch von Personen weitergegeben werden, die nicht daran erkranken. Das Diphtherie-Bakterium infiziert die Haut oder die Schleimhäute und kann sich auch im ganzen Körper ausbreiten. Es bildet ein gefährliches Gift, das Organe wie Herz, Niere und Leber dauerhaft schädigen kann. Weil Diphtherie zu schwerer Atemnot führen kann, sprach man früher vom »Würgeengel der Kinder«.

Frühsommer-Meningoenzephalitis (FSME)

Bei der Frühsommer-Meningoenzephalitis (FSME) handelt es sich um eine Gehirn-, Gehirnhaut- oder Rückenmarkentzündung, die durch Viren verursacht wird. Die Viren werden durch den Stich von Zecken auf den Menschen übertragen. Sehr selten wurden auch Infektionen durch den Genuss von Rohmilch von Ziegen, Schafen oder Kühen berichtet. Eine Ansteckung von Mensch zu Mensch gibt es nicht.

Extra

MAHLERS KINDERTOTENLIEDER

1830 starben zwei der sechs Kinder des Dichters Friedrich Rückert an Scharlach. Er verarbeitete dies in einer Reihe von Versen. 1904 vertonte der Komponist Gustav Mahler die Verse. Seiner Frau Alma war das unheimlich, sie hatte Angst, dass er damit das Schicksal herausfordern könnte. Kurz nach der erfolgreichen Uraufführung der Kindertotenlieder starb Gustav Mahlers Tochter Maria Anna an Scharlach und Diphtherie.

In diesem Wetter, in diesem Braus,
Nie hätt' ich gesendet die Kinder hinaus!
Man hat sie getragen hinaus,
Ich durfte nichts dazu sagen!

In diesem Wetter, in diesem Saus,
Nie hätt' ich gelassen die Kinder hinaus,
Ich fürchtete sie erkranken;
Das sind nun eitle Gedanken,

In diesem Wetter, in diesem Graus,
Nie hätt' ich gelassen die Kinder hinaus,
Ich sorgte, sie stürben morgen;
Das ist nun nicht zu besorgen.

In diesem Wetter, in diesem Graus,
Nie hätt' ich gesendet die Kinder hinaus,
Man hat sie hinaus getragen,
Ich durfte nichts dazu sagen!

In diesem Wetter, in diesem Saus, in diesem Braus,
Sie ruh'n als wie in der Mutter Haus,
Von keinem Sturm erschrecket,
Von Gottes Hand bedecket.

Gürtelrose (Herpes Zoster)

Der Herpes Zoster ist eine Viruserkrankung, die durch das Varizella-Zoster-Virus ausgelöst wird. Es ist vor allem für die Windpocken verantwortlich. Das Virus verbleibt aber im Körper und kann in bestimmten Situationen wieder aktiviert werden. Dann kommt es zur Herpes-Zoster-Erkrankung, der Gürtelrose. Sie tritt vor allem bei älteren Menschen auf oder wenn das Immunsystem stark geschwächt ist.

Haemophilus influenzae Typ b (Hib)

Haemophilus influenzae Typ b, kurz »Hib« genannt, ist eine eher unbekannte Krankheit. Sie kann besonders bei Säuglingen und Kleinkindern schwer verlaufen und Hirnhaut- und Kehldeckelentzündungen verursachen. Mehrere Hundert Todesfälle traten pro Jahr in Deutschland auf. Seitdem 1990 die Impfung gegen Hib für Säuglinge eingeführt wurde, erkranken nur noch einzelne Säuglinge und Kleinkinder schwer daran.

Hepatitis B

Die Hepatitis B ist eine Leberentzündung, die durch das Hepatitis-B-Virus verursacht wird. Das Virus verbleibt bei einem Teil der Infizierten im Körper und vermehrt sich in den Leberzellen. Dies führt zu einer chronischen Lebererkrankung mit mehr oder weniger starker Leberentzündung. Milde Verläufe sind möglich, die Erkrankung kann aber auch zu einer Leberzirrhose und Leberzellkrebs führen.

Humane Papillomviren

Humane Papillomviren (HPV) zählen zu den häufigsten sexuell übertragbaren Erregern. Bleibt eine HPV-Infektion bestehen, können sich im Laufe der Zeit unangenehme und kaum behandelbare Hautwucherungen oder auch Krebs entwickeln, vor allem am Gebärmutterhals,

Info

DON'T CRY FOR ME, ARGENTINA!

Wer kennt es nicht, dieses sehnsuchtsvolle Lied der Eva Perón im Musical Evita? Maria Eva Duarte de Perón – Evita – stammte aus einfachen Verhältnissen, verwirklichte ihre Träume in Buenos Aires und wurde Schauspielerin. Ihr Weg nach oben führte über eine beträchtliche Anzahl an Liebhabern – bis sie eines Tages Gefährtin und dann Ehefrau des Militärattachés Juan Perón wurde, der mit ihrer Hilfe Präsident wurde. Evita setzte sich sehr für die Armen und Unterdrückten ein und wurde von ihnen wie eine Heilige verehrt. Sie starb 1952 mit 33 Jahren an Gebärmutterhalskrebs und wurde zu einer Legende. Die Impfung gegen Humane Papillomviren, die Gebärmutterhalskrebs auslösen können, kam in Deutschland 2006 auf den Markt.

aber auch an After oder Penis und in Mund und Rachen. Die Impfung für Mädchen und Jungen schützt wirksam vor den gefährlichsten HPV-Typen und senkt damit das Risiko für diese Krebserkrankungen. Für den bestmöglichen Schutz sollte vor dem ersten sexuellen Kontakt bereits ein Impfschutz bestehen.

Keuchhusten (Pertussis)

Für Erwachsene ist Keuchhusten meist nur eine lästige Erkältung, eventuell mit langwierigem, quälendem Husten verbunden. Für Säuglinge kann Keuchhusten tödlich sein. Die Ansteckung erfolgt dabei zu rund 80 Prozent über enge Kontaktpersonen, ohne dass diese sich dessen bewusst sind. Aus diesem Grund ist es sinnvoll, nicht nur Säuglinge möglichst frühzeitig gegen Keuchhusten zu impfen: Auch Eltern und andere Betreuungspersonen sollten sich bereits vor der Geburt des Kindes impfen lassen. Aber weder die Krankheit noch die Impfung hinterlassen einen lebenslangen Schutz. Daher erkranken nun häufiger Erwachsene – ihr Immunsystem hat »vergessen«, wie der Erreger aussieht. Mithilfe von Auffrischimpfungen ist es möglich, auch Erwachsene zu schützen.

Kinderlähmung (Polio, Poliomyelitis)

Kinderlähmung ist eine hochansteckende Infektionskrankheit. Das Virus wird durch persönlichen Kontakt übertragen und findet sich am häufigsten in verunreinigtem Wasser. Der Erreger befällt das Zentralnervensystem und führt zu Lähmungen und manchmal zum Tod. Die Krankheit kann nicht geheilt werden, man kann jedoch eine Infektion mit einer Impfung verhindern. Im Jahr 2002 hat die WHO ganz Europa für poliofrei erklärt, dass Afrika seit 2020 auch poliofrei ist, wurde weltweit gefeiert. Dennoch ist auch heute die Impfung gegen Kinderlähmung notwendig. Da die Erkrankung in einigen Ländern Asiens und Afrikas immer noch vereinzelt vorkommt, kann sie jederzeit auch in Deutschland wieder auftreten, wenn die Bevölkerung nicht ausreichend geimpft ist.

Masern

Masern gehören zu den ansteckendsten Infektionskrankheiten beim Menschen: Fast alle Menschen ohne entsprechenden Immunschutz erkranken nach einem Kontakt mit dem Virus, mehr als die Hälfte der Masernfälle in Deutschland betreffen heute Jugendliche und Erwachsene bis etwa Ende 40.

Gerade bei Kindern unter fünf Jahren und bei Erwachsenen können Masern zu schweren Komplikationen führen. Dazu gehören Mittelohrentzündungen, Lungenentzündungen und seltener auch eine Gehirnentzündung. Es kann auch zu Spätfolgen kommen. Auf Seite 80 ff. finden Sie noch mehr Fakten zu Masern.

Info

TRAURIGES AUS WILLY WONKAS SCHOKOLADENFABRIK

Große Augen machte Charlie in Willy Wonkas Schokoladenfabrik: In schönsten Farben malte der Kinderbuchautor Roald Dahl die Träume des kleinen Jungen aus, sodass auch heute noch vielen Kindern beim Vorlesen der Mund wässrig wird. Dabei hatte Dahl 1962, nur wenige Jahre bevor sein Schokoladenbuch erschien, Furchtbares erlebt. Seine nur siebenjährige Tochter Olivia erkrankte an Masern. »Während die Erkrankung ihren scheinbar normalen Gang nahm, las ich ihr oft im Bett vor und entsinne mich, nicht sonderlich beunruhigt gewesen zu sein«, schreibt er viele Jahre später. »Eines Morgens, als sie schon auf dem Weg der Besserung war, saß ich an ihrem Bett und zeigte ihr, wie man kleine Tiere aus farbigen Pfeifenreinigern formt, doch als sie dann selbst welche formen wollte, bemerkte ich, dass ihre Finger nicht im Einklang mit ihren Gedanken arbeiteten und sie nichts zustande brachte. ‚Fühlst du dich nicht gut?', fragte ich sie. ‚Ich bin so müde', antwortete sie. Innerhalb der nächsten Stunde war sie nicht mehr bei Bewusstsein. Zwölf Stunden später war sie tot. Ihre Masern verwandelten sich in eine grauenhafte Masernenzephalitis und es gab nichts, das die Ärzte für sie tun konnten.« Die erste Impfung gegen Masern wurde 1963 zugelassen – ein Jahr, nachdem Olivia gestorben war.

Meningokokken B und C

Meningokokken sind weltweit vorkommende Bakterien, die eine bakterielle Hirnhautentzündung oder eine Blutvergiftung auslösen können. Kinder unter fünf Jahren und Jugendliche zählen zu den besonderen Risikogruppen; der Krankheitsverlauf ist meistens schwer. Meningokokken-Erreger werden vor allem durch engen Kontakt (wie Küssen) übertragen.

Mumps (Ziegenpeter)

Mumps, umgangssprachlich Ziegenpeter genannt, ist eine Infektionskrankheit, die durch das Mumps-Virus verursacht wird. Dieses Virus kommt nur beim Menschen vor. Mumps ist vor allem durch die Entzündung und Schwellung der Ohrspeicheldrüsen gekennzeichnet. Die Infektionskrankheit ist weltweit verbreitet und kann ganzjährig in jedem Lebensalter auftreten. In Deutschland ist die Häufigkeit von Mumps-Erkrankungen aufgrund der Schutzimpfung stark rückläufig. Trotzdem kommt es immer wieder zu Mumps-Erkrankungen, insbesondere bei ungeschützten Personen.

Mit zunehmendem Alter steigt das Risiko, Komplikationen oder Spätschäden zu entwickeln. Bei einem von 20.000 Erkrankten kann es zu bleibenden Hörschäden oder Taubheit kommen.

Pneumokokken

Pneumokokken-Bakterien werden durch Tröpfchen übertragen. In der Lunge können sie eine Lungenentzündung verursachen. Menschen über 60 Jahre erkranken besonders häufig an einer durch Pneumokokken verursachten Lungenentzündung, da ihr Immunsystem im Alter nachlässt. Besonders wenn eine Pneumokokken-Infektion mit einer Grippe zusammenkommt, besteht die Gefahr einer Superinfektion und einer Sepsis, bei der der Körper nicht nur Krankheitserreger bekämpft, sondern auch eigene Organe angreift. Bei zwei bis zehn Prozent der Erkrankten verläuft die Erkrankung tödlich, bei etwa 15 Prozent entstehen bleibende Folgeschäden.

Röteln

Röteln sind hochansteckend. Die Krankheit wird durch Viren ausgelöst. Oft verläuft sie unbemerkt, als Infekt mit Fieber und Abgeschlagenheit und ohne Komplikationen. Nur etwa die Hälfte der Infektionen verläuft mit sichtbaren Krankheitszeichen. Der typische Hautausschlag beginnt im Gesicht und breitet sich schließlich über den ganzen Körper aus. Die kleinen, hellroten Flecken verschwinden nach ein bis drei Tagen wieder, manchmal bleibt der Ausschlag aber auch ganz aus. Erkrankt jedoch eine schwangere Frau, kann das ungeborene Kind schwere Schäden erleiden: Besonders wenn eine werdende Mutter in den ersten drei Monaten der Schwangerschaft erkrankt, ist das Risiko des Kindes für Blindheit, Taubheit, Herzfehler, Hirnschäden mit geistiger Behinderung oder gar Tod sehr hoch.

Rotaviren

Rotaviren sind eine der häufigsten Ursachen für Magen-Darm-Erkrankungen bei Kleinkindern. Sie sind hochansteckend, deshalb haben fast alle Kinder bis zum Alter von fünf Jahren bereits eine Infektion durchgemacht. Erst im Laufe der ersten Lebensjahre entwickelt sich ein Schutz gegen die Erreger, der aber nicht lebenslang anhält. Deswegen kann man sich mehrfach anstecken. Im Vergleich zu anderen Durchfallerkrankungen verläuft die durch Rotaviren verursachte Magen-Darm-Erkrankung bei Säuglingen und Kleinkindern häufig schwerer. Wenn sich der Flüssigkeitsverlust nicht ausgleichen lässt, kann der Zustand mitunter lebensbedrohlich werden.

Windpocken (Varizellen)

Der Name ist bezeichnend: Windpocken können selbst über einen großen Abstand durch den »Wind« übertragen werden. Daher sind sie hochansteckend. Sie werden durch Varizella-Zoster-Viren verursacht und kommen weltweit vor. Fast jeder Kontakt zwischen einer ungeschützten Person und einem an Windpocken Erkrankten führt zu einer Ansteckung. Dies geschieht meist in der Kindheit und zeigt sich durch Fieber und juckenden Hautausschlag. Ist die Krankheit überstanden, bleiben die Viren schlummernd im Körper. Dort können sie viele Jahre später wieder aktiv werden und eine Gürtelrose verursachen. Dabei bildet sich ein schmerzhafter Hautausschlag. Manchmal bleiben nach der Infektion chronische Schmerzen bestehen.

Wundstarrkrampf (Tetanus)

Der Tetanus-Erreger ist weltweit verbreitet. Die Krankheitserreger gelangen durch eine verunreinigte Wunde in den Körper – das können auch unscheinbare Kratzer oder Stiche sein. Etwa drei Tage bis drei Wochen (selten auch Monate) später treten die ersten Krankheitszeichen auf. Trotz moderner intensivmedizinischer Behandlung sterben auch heute noch zehn bis 20 Prozent der Patienten – meist an Atemnot oder Herzversagen. Auch wenn in Deutschland Tetanus-Erkrankungen dank hoher Impfraten äußerst selten sind, lohnt sich der Impfschutz. Denn die Infektionsquelle bleibt erhalten; selbst bei frühzeitiger Behandlung kann Tetanus auch heute tödlich verlaufen.

Wann ist welche Impfung fällig?

Unmittelbares Ziel einer Impfung ist es, Geimpfte vor einer bestimmten Krankheit zu schützen. Damit dies gelingt, kommt es nicht nur darauf an, dass jemand geimpft ist, auch der Zeitraum spielt meist eine wichtige Rolle. Impfen ist somit tatsächlich ein Prozess, der den Menschen möglichst ein Leben lang begleiten sollte. Um die Übersicht zu behalten, gibt die Ständige Impfkommission den Impfkalender heraus, in dem über einen Zeitraum von der sechsten Lebenswoche bis ins hohe Alter eines Menschen alle Standardimpfungen vermerkt sind. Der Impfkalender wird regelmäßig aktualisiert. Auf den beiden folgenden Seiten ist der Stand vom Oktober 2020 beschrieben. Erkundigen Sie sich bei Ihrer Ärztin oder Ihrem Arzt oder unter www.impfen-info.de (dem Informationsangebot der Bundeszentrale für gesundheitliche Aufklärung) nach dem aktuell gültigen Kalender.

Der Impfkalender 2020/2021

Empfehlungen der Ständigen Impfkommission (STIKO)

Säugling – Kleinkind										
	Säugling								Kleinkind	
			U4		U5	U6				U7
Impfungen	1,5 Mon.	2 Mon.	3 Mon.	4 Mon.	5–10 Mon.	11 Mon.	12 Mon.	13–14 Mon.	15 Mon.	16–23 Mon.
Tetanus Diphtherie										
Pertussis										
Poliomyelitis		1.		2.		3.				
Hib (Haemophilus influenzae Typ b)										
Hepatitis B										
Pneumokokken		1.		2.		3.				
Rotaviren	1.	2.	(3.)							
Meningokokken (Serotyp C)							1.			
Masern, Mumps, Röteln (MMR)						1.			1.	
Varizellen (V)						1.			1.	
Influenza										
HPV (Humane Papillomviren)										
Herpes Zoster										

Kinder – Erwachsene

	Kinder				Jugendliche		Erwachsene	
	U7/8	U9	U10	U11/12		J2		
Impfungen	2–4 J.	5–6 J.	7–8 J.	9–14 J.	15–16 J.	17 J.	Ab 18 J.	Ab 60 J.
Tetanus, Diphtherie		Auffrischen 1		Auffrischen 2			Alle 10 Jahre auffrischen	
Pertussis		Auffrischen 1		Auffrischen 2			Auffrischen 3	
Poliomyelitis				Auffrischen 1				
Hib (Haemophilus influenzae Typ b)								
Hepatitis B								
Pneumokokken								Einmalig
Rotaviren								
Meningokokken (Serotyp C)								
Masern							Einmalig, wenn <u>nicht</u> geimpft oder unklar	
Varizellen (V)								
Influenza								Jährlich
HPV (Humane Papillomviren)				1. & 2.				
Herpes Zoster								1. & 2.

Ab sechs Wochen

Ihr Baby kann ab jetzt gegen Rotaviren geimpft werden. Gegen Rotaviren gibt es eine Schluckimpfung.

Ab zwei Monaten

Die zweite Impfung gegen Rotaviren steht an. Außerdem kann Ihr Kind nun gegen Tetanus, Diphtherie, Keuchhusten, Hib, Kinderlähmung, Hepatitis B und Pneumokokken geimpft werden. Gegen all diese Krankheiten kann mit nur einer Impfung geimpft werden. Näheres zu Kombinationsimpfungen finden Sie auf Seite 54.

Ab zwölf Monaten

Ihr Kleinkind kann jetzt gegen Meningokokken geimpft werden. Außerdem steht die Kombinationsimpfung gegen Masern, Mumps, Röteln und Windpocken an (auch MMR-V genannt, für Masern-Mumps-Röteln-Varizellen). Die MMR-V-Impfung wird im Alter von 15 bis 23 Monaten nochmals wiederholt. Die zweite Impfung ist wichtig für den vollen Schutz.

Ab fünf Jahren

Die Auffrischimpfung von Tetanus, Diphterie und Keuchhusten steht auf dem Impfplan. Auch hier handelt es sich um eine Kombinationsimpfung: eine Impfung – Schutz vor drei Krankheiten.

Ab neun Jahren

Die HPV-Impfung, die vor Gebärmutterhalskrebs schützt, ist ab jetzt empfohlen – für Jungen und Mädchen, denn zum einen schützen geimpfte Jungen auch Mädchen (Gemeinschaftsschutz), zum anderen schützt die Impfung auch Jungen vor denselben Viren, die Hautwucherungen im Genitalbereich sowie Penis- und Analkrebs verursachen. Diese Impfung sollte im Alter von neun bis 14 Jahren erfolgen. Es sind zwei Impfdosen empfohlen, der Abstand zwischen den Impfungen sollte fünf Monate betragen. Wichtig ist die Impfung vor dem ersten Geschlechtsverkehr. Neun Jahre erscheinen da zwar etwas jung, aber es hat sich herausgestellt, dass man nur zwei statt früher drei Impfdosen braucht, wenn man früher mit dem Impfen beginnt – für denselben Schutz. Außerdem steht ab neun Jahren die zweite Auffrischimpfung (Kombinationsimpfung) von Tetanus, Diphtherie, Polio und Keuchhusten auf dem Plan.

Ab 18 Jahren

Die Impfungen gegen Tetanus, Diphtherie und Keuchhusten sollten nun alle zehn Jahre aufgefrischt werden. Seit 2020 ist die Impfung gegen COVID-19 empfohlen.

Ab 60 Jahren

60 ist das neue 50 – wer gerade seinen Sechzigsten gefeiert hat, steht oft mitten im Leben und im Beruf. Trotzdem soll man sich jetzt impfen lassen, gegen Dinge »für Ältere«? Klingt wenig attraktiv. Doch weil das Immunsystem nachlässt, kommt es ab 60 weniger gut mit schweren Infektionen zurecht, zum Beispiel mit einer Grippe oder Lungenentzündung. Deshalb empfiehlt die Ständige Impfkommission (STIKO, siehe Seite 74 ff.) allen Menschen über 60 Jahren eine Impfung gegen Pneumokokken. Diese und die Grippe-Impfung kann man an einem Termin bekommen. Die Grippe-Impfung steht jährlich an, die Impfung gegen Pneumokokken nur alle fünf Jahre oder seltener, je nach Gesundheitszustand.

Ab 60 ist auch die Impfung gegen Herpes Zoster empfohlen, die schmerzhafte Gürtel- oder Gesichtsrosen verhindern soll.

Außerdem sollten Menschen über 60 Jahren ihren Impfstatus kontrollieren und sich gegen Tetanus impfen lassen, wenn sie bisher nicht oder nur unzureichend geimpft sind oder die letzte Auffrischimpfung länger als zehn Jahre zurückliegt.

In einem Zecken-Risikogebiet

Wenn man in einem Zecken-Risikogebiet wohnt oder in einem Risikogebiet Urlaub machen will und sich viel im Freien aufhält, empfiehlt sich eine Impfung gegen Frühsommer-Meningoenzephalitis (FSME), eine von Zecken übertragene Viruserkrankung.
Achtung: Gegen Borreliose, eine ebenfalls von Zecken übertragene, bakterielle Erkrankung, kann man sich nicht impfen lassen.

Bei chronischen Grunderkrankungen

Chronische Krankheiten wie Diabetes, Asthma oder chronische Bronchitis sollten kein Grund sein, auf einen Impfschutz zu verzichten. Meistens gilt das Gegenteil und der Impfschutz ist besonders wichtig. Trotzdem empfiehlt sich eine Beratung durch die Ärztin oder den Arzt. Bei bestimmten Krankheiten ist es zum Beispiel sinnvoll, die Impfung nicht während eines akuten Krankheitsschubs durchzuführen. Hier ist es sinnvoll, die Impfung zu verschieben oder sie in eine Pause der jeweiligen Therapie zu legen.

Medizinisches Personal

Für alle, die in Krankenhäusern oder Pflegeheimen arbeiten, sind folgende Impfungen empfohlen: Diphtherie, Hepatitis A, Hepatitis B, Influenza, Mumps, Pertussis, Poliomyelitis, Röteln, Tetanus und Varizellen. Masern ist seit 2020 eine Pflichtimpfung.

Weitere Berufe

Für Mitarbeiterinnen und Mitarbeiter in gemeinschaftlichen Unterkünften von Asylbewerbern, Ausreisepflichtigen, Flüchtlingen und Spätaussiedlern ist die Impfung gegen Masern Pflicht. Zusätzlich empfehlen die Impfexperten der Ständigen Impfkommission (STIKO) die MMR-Impfung für alle, die an Fach-, Berufs- und Hochschulen tätig sind. Wer viel Kontakt mit anderen Menschen hat, sollte sich im Herbst auch gegen Grippe impfen lassen.

Spezial: Reiseimpfungen

Endlich mit dem Rucksack durch Thailand? Oder die Elternzeit nutzen und lange gemeinsam auf Achse sein? Die Krankheiten, gegen die bei uns geimpft wird, treten in anderen Ländern ebenso – oder sogar häufiger – auf. Manchmal sind noch ganz andere Krankheiten relevant. In manchen afrikanischen Ländern ist es zum Beispiel Pflicht, sich gegen Gelbfieber impfen zu lassen. Zu den Reiseimpfungen befragen Sie am besten die dafür zuständige Impfstelle im Gesundheitsamt, manchmal auch unter der Bezeichnung Gelbfieberimpfstelle oder Tropeninstitut im Internet oder in den Gelben Seiten zu finden.
Wichtig ist in jedem Fall erst einmal der von der Ständigen Impfkommission empfohlene Standard-Impfschutz, also Impfungen »gegen das Übliche«, wie in diesem Kapitel beschrieben, denn die Erreger, gegen die in Deutschland geimpft wird, kommen in quasi jedem anderen Land auch vor.
Wer nun aber in Länder außerhalb Europas reist, sollte sich unbedingt über empfohlene Impfungen für diese Länder informieren. Infektionen und damit verbundene Krankheiten könnten sonst zu einer ernsthaften Bedrohung für die Gesundheit werden. Sinnvolle Impfungen bei Fernreisen können solche gegen Typhus, Hepatitis A und Hepatitis B, Tollwut, Japanische Enzephalitis, Gelbfieber und Cholera sein.
Da teilweise mehrfache Impfungen mit einem Zeitabstand dazwischen notwendig sind, sollte man sich frühzeitig informieren, um die nötige Grundimmunisierung aufbauen zu können. Auch hier hilft die Seite des Tropeninstituts weiter.

Der Impfpass

Wogegen bin ich eigentlich geimpft? Und (wann) sollte ich mal wieder zum Impfen? Das kann ein Blick in den Impfpass offenbaren. Impfdatum, Handelsname des Impfstoffs und Chargennummer, die Krankheiten, wogegen geimpft wurde, und welcher Arzt das getan hat – all das ist dort verzeichnet, auf grellgelbem Papier.

Zugegeben, etwas antiquiert ist das im Zeitalter von Apps und weitreichender Digitalisierung schon. Bewahren Sie den Impfpass dennoch gut auf, denn wenn er weg ist, ist das Gerenne groß: Sprechen Sie den Arzt, der die letzten Impfungen vorgenommen hat, darauf an. Er hat in Ihrer Krankenakte die Impfungen ebenfalls dokumentiert.

Sollte Ihr Impfstatus unklar bleiben, werden Sie als ungeimpft eingestuft und die Impfungen werden gemäß dem Impfkalender nachgeholt. Von einer zusätzlichen Impfdosis bei bereits bestehendem Impfschutz geht nach Aussage des Robert Koch-Instituts in der Regel kein besonderes Risiko aus. Möglicherweise kann schon ab 2021 ein elektronischer Impfpass genutzt werden, der dann an anstehende Impfungen erinnern und auf fehlende aufmerksam machen soll.

Lassen Sie sich erinnern

Für Laien ist der Impfpass etwas mühselig zu lesen und es gab bislang keine Standardspalte, wo die nächste fällige Impfung eingetragen werden konnte. Man braucht also immer den Impfpass und den Impfkalender, um zu wissen, wann die nächste Impfung fällig ist. Einige Ärzte bieten einen kostenlosen Erinnerungsservice an, außerdem helfen Apps dabei, Sie an die nächsten Impfungen zu erinnern. Wer schnell schauen will, was als Nächstes fällig wäre, kann sich die STIKO-App herunterladen. Sie ist eigentlich für Ärzte und enthält allerlei Fachinformationen, aber eben auch die Funktion, in der man seinen Impfstatus eingibt und die nächsten fälligen Impfungen aufgezählt werden.

WAS SIE UND IHR KIND BEIM IMPFEN ERWARTET

Impfen kann für Eltern – vor allem beim ersten Mal – mit einigen Unsicherheiten verbunden sein: Vielleicht hat man ein mulmiges Gefühl oder weiß nicht recht, wie man seine Fragen loswerden soll. Dabei kann eine gute Vorbereitung – etwa anhand der Checkliste in diesem Kapitel – Sicherheit geben. Wer weiß, welche Impfreaktionen zu erwarten und welche Reaktionen des Körpers normal sind, geht entspannter mit der Situation um.

Viele Neu-Eltern erleben nach einer Impfung das erste Mal, dass ihr Kind Fieber entwickelt. Fieber nach einer Impfung zeigt aber: Das Immunsystem arbeitet. In der Regel gehen Impfreaktionen in kurzer Zeit von selbst wieder weg.

Kinder schmerz- und stressarm impfen

»Schluckimpfung ist süß, Kinderlähmung ist grausam.« Viele ältere Menschen erinnern sich noch an diese Kampagne aus den Sechzigerjahren und haben wahrscheinlich selbst noch die Schluckimpfung gegen Kinderlähmung (Polio) bekommen: Das war ein Tropfen auf einem Zuckerstück!

Für Menschen, die Angst vor Spritzen haben, klingt das geradezu traumhaft. Denn heute kommen die meisten Impfungen in der Spritze, manchmal gibt es sogar mehrere an einem Tag.

Sätze wie »Es tut gar nicht weh!« helfen nicht und sind gelogen – denn eine Spritze kann durchaus wehtun. Sie können jedoch einiges dafür tun, dass Impfen eine gute Erfahrung wird. Für Neu-Eltern lohnt es sich, schon beim ersten Mal darauf zu achten – denn wenn da alles gut gelaufen ist, werden Sie und Ihr Kind dem zweiten Termin ganz anders entgegensehen.

Extra

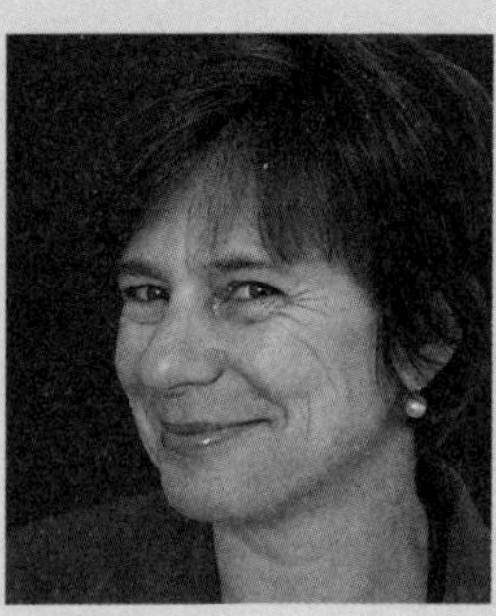

INTERVIEW MIT EINER KINDER- UND JUGENDÄRZTIN

Sie weiß, wie Impfen mit kleinen Patienten geht: Sigrid Peter ist Kinder- und Jugendärztin in Berlin.

Frau Peter, wie läuft das eigentlich genau ab mit dem Impfen?

Sigrid Peter: Ich informiere die Eltern über alle empfohlenen Impfungen – spätestens zur Vorsorgeuntersuchung U3 im Alter von vier bis sechs Wochen. Oft wünschen Eltern diese Information bereits bei der ersten Vorstellung in der Praxis, wir sprechen dann in Ruhe über alles. Die meisten Grundimpfungen werden im Rahmen von Vorsorgeuntersuchungen durchgeführt. Das Kind wird körperlich untersucht. Ich muss ausschließen, dass eine Krankheit vorliegt oder eine Kontraindikation besteht. Starkes Fieber wäre zum Beispiel ein Grund, die Impfung zu verschieben.

Wie geht man bei der Impfung dann am besten vor?

Peter: Es ist immer sinnvoll, dass die Eltern mit dabei sind. Ein kleines Kind kann ich gut an der Brust der Mutter impfen, dann ist es wunderbar abgelenkt. Oder es kann mit Schnuller oder Saugen an einem Finger beruhigt werden. Bei älteren Kindern helfen andere Ablenkungsmöglichkeiten wie husten oder tief einatmen oder Luft anhalten. Geimpft wird in den Oberschenkelmuskel, optimalerweise simultan, zwei Spritzen werden – wenn der Impfplan das vorsieht – zeitgleich gesetzt, sodass nur einmal ein Schmerz erlebt wird. Dieses Vorgehen hat sich bewährt. Die medizinischen Fachangestellten sind geschult und impfen zusammen mit dem Arzt. Für das Kind ist der Einstich schnell vorbei, es kann in den Arm genommen und getröstet werden.

Am Anfang ist es ja ganz schön viel. Kann man alles auf einmal impfen?

Peter: Ja, das kann man! Das ist auch meine Antwort auf die elterliche Sorge. Wir nehmen tagtäglich über die Luft und über die Haut eine viel größere Menge von Erregern auf als über die Menge bei den Impfungen. Außerdem enthalten die Impfstoffe nicht die kompletten Erreger, sondern nur Anteile davon.

Warum impft man überhaupt gegen so viele Krankheiten auf einmal?

Peter: Mit Kombinationsimpfstoffen sparen Sie Impfungen! Wir sind froh, dass es die gibt. Vor Jahrzehnten waren nur Einzelimpfstoffe verfügbar und dadurch mussten mehr Impfungen durchgeführt werden. Wir sparen einfach Stiche, die wehtun können. Und wir sparen natürlich auch alles, was noch im Impfstoff drin sein muss, um zum Beispiel die Haltbarkeit, die Lagerungsfähigkeit oder auch die Reaktion im Körper selbst zu erhöhen.

Wie schmerzhaft ist die Impfung für das Kind?

Peter: Das empfindet natürlich jeder anders, ich würde sagen: nicht allzu sehr. Das erklären wir auch den Eltern. Dann entsteht einfach eine Atmosphäre, die die Notwendigkeit des Impfens, aber auch die Beherrschbarkeit des Vorgangs signalisiert. Die Eltern vermitteln dem Kind die Botschaft: Wir sind jetzt da und es ist bald wieder vorbei und wir trösten dich. Ich halte es für sehr entscheidend, dass die Impfung in dieser Atmosphäre stattfindet, in diesem Vertrauen. Dass der Arzt diese Sicherheit an die Eltern vermittelt und diese es dann an das Kind weitergeben können.

Was aber passiert, wenn echt mal was passiert?

Peter: Am ehesten wäre das eine anaphylaktische Reaktion, eine Unverträglichkeitsreaktion im Sinne einer Allergie. Selbst das ist extrem selten und mit Notfallmedikamenten gut behandelbar.

Nähe, Süßes und Ablenkung helfen

Ein Kind unter drei Jahren wird am besten geimpft, während Sie es auf dem Arm haben. So ist es nahe bei Ihnen und spürt Ihre Nähe. Ab drei Jahren sind Kinder gut auf Ihrem Schoß aufgehoben, während sie geimpft werden. So können Sie, wenn nötig, auch zappelnde Beine oder Arme beruhigen. Größere Kinder und Jugendliche sitzen am besten beim Impfen aufrecht. Hinlegen ist eher dann eine Option, wenn bei früheren Impfungen oder Blutabnahmen Schwindel oder Ohnmacht aufgetreten sind.

Schon bei den Kleinen hilft Süßes gegen Saures – und reduziert Stressempfinden. Wenn Ihr Kind noch gestillt wird, können Sie vor oder beim Impfen stillen. Ein kleiner Schluck süßes Getränk (etwa eine Zu-

Info

DER ATEMZAUBER

Cornelia erinnert sich: »Als meine Kinder noch ganz klein waren, hatte unsere Kinderärztin einen wunderbaren Trick. Ich hatte meine Tochter auf dem Arm und sie gab das Kommando 3, 2, 1! zum Luftanhalten – in dem Moment fand die Impfung statt. Während ich zum Luftanhalten ansetzte und heftig einatmete, hat sich mein Brustkorb stärker und anders als sonst bewegt. So winzig diese Veränderung auch scheint, so erfolgreich war der Trick: Wir waren beide beschäftigt, ich mit Atmen, meine Tochter mit Reagieren, dann war es schon passiert, sodass wir doch den einen oder anderen Termin völlig ohne Tränen erlebt haben.« Größere Kinder können auch schon selbst mitmachen und zum Beispiel beim Einatmen an einer ausgedachten Blume riechen.

ckerlösung oder Saft) kann ebenfalls hilfreich sein. Studien haben hier besonders gute Effekte bei Kindern unter einem Jahr gezeigt. Eine Rotaviren-Schluckimpfung ist etwas süßlich – wenn mehrere Impfungen fällig sind, kann diese Impfung den Anfang machen.

YouTube-Videos mit singenden Ärzten, die Seifenblasen über die Kinder pusten und zwischendurch fix impfen, haben schon viele begeisterte Zuschauer gefunden. Sollte Ihre Kinderärztin oder Ihr Kinderarzt nicht in Gegenwart anderer singen wollen, können Sie auch selbst aktiv werden: mit einem Kuscheltier, Schnuller, Spielzeug oder Buch, mit Worten – oder eben mit Singen und Seifenblasen.

Bei älteren Kindern kann auch gemeinsames Luftanhalten eine gute Ablenkung sein.

Medikamente gegen Schmerzen

In Einzelfällen – hier sollten Sie sich unbedingt mit Ihrem Arzt besprechen – können bei Kindern über drei Monaten vor der Impfung schmerzstillende Pflaster auf die Impfstelle geklebt werden.

Eine Alternative hierzu ist Eisspray, das direkt vor der Impfung aufgesprüht wird. Bei größeren Kindern, Jugendlichen oder Erwachsenen mit Angst vor Spritzen kann das die Angst etwas reduzieren.

Beziehen Sie Ihr Kind in die Vorbereitung ein

Bei etwas größeren Kindern kann es helfen, Impfen schon mal zu Hause mit dem Arztkoffer zu spielen. So bekommt Ihr Kind eine Idee, was passiert, und ist auch selbst mal in der Rolle des »Spritzenhalters«. Nebenbei können Sie auch schon frühzeitig erklären, warum Impfen gut ist, denn auch der Teddy soll ja gesund bleiben.

Vielleicht können auch Sie selbst ein Vorbild sein: Ihre Kinderärztin oder Ihr Kinderarzt kann Ihnen Impfungen, die noch fehlen oder mal wieder aufgefrischt werden müssen, zusammen mit Ihrem Kind verabreichen. Machen Sie den Anfang – wenn Ihr Kind sieht, dass es ein

Info

DER BEIPACKZETTEL

Impfstoffe werden mit mehreren Dosen in einer Packung verkauft. Es gibt aber nur einen Beipackzettel pro Packung. Vielen Menschen reicht in der Regel die mündliche Aufklärung durch die Kinderärztin oder den Kinderarzt. Die meisten Beipackzettel lassen sich mittlerweile auch im Internet einsehen, oft auf impfkritischen Websites. Wenn Sie Ihre Ärztin oder Ihren Arzt fragen, erhalten Sie vor einer Impfung auch einen Beipackzettel, die sogenannte Fachinformation.

normaler Vorgang ist, dem Sie sich auch aussetzen, kann das sein Vertrauen stärken. Wenn Sie selbst an Spritzenangst leiden, ist hiervon allerdings abzuraten.

Wenn Impfreaktionen auftreten

Alles, was eine Wirkung hat, kann auch eine Nebenwirkung haben. Wir beschäftigen uns in einem späteren Kapitel (siehe Seite 58 ff.) ausführlich mit der Sicherheit von Impfstoffen und möglichen Nebenwirkungen. Hier finden Sie in aller Kürze praktische Tipps, falls nach dem Impfen etwas nicht so ist, wie es sein sollte.

Womit zu rechnen und was zu tun ist

Je nach Impfstoff müssen Sie mit Rötung, Schwellungen und Schmerzen an der Impfstelle rechnen, auch Symptome wie Fieber, Kopf- und Gliederschmerzen und Unwohlsein sind mögliche Reaktionen. Wie häufig diese in der Regel auftreten, finden Sie im Beipackzettel der Impfstoffe. Diese Impfreaktionen sind ein Anzeichen dafür, dass das

Immunsystem arbeitet: Es reagiert auf die abgeschwächten Erreger oder Erregerteile im Impfstoff und entwickelt Antikörper. Manchmal können sogar ähnliche Symptome auftreten wie bei der Krankheit selbst: So tritt bei fünf bis 15 Prozent der Geimpften zwischen dem siebten und zwölften Tag für ein bis zwei Tage Fieber auf, bei etwa fünf Prozent ein roter Hautausschlag, sogenannte Impfmasern. Diese sind nicht ansteckend und verschwinden nach ein bis drei Tagen von selbst wieder.
Ganz allgemein lässt sich sagen: Bei Rötungen, Schwellungen und Schmerzen an der Impfstelle helfen schmerzstillende Gels oder Kühlakkus. Bei Fieber, Kopf- und Gliederschmerzen und Unwohlsein können zwar auch Medikamente helfen, jedoch sollten Sie nach Möglichkeit darauf verzichten, da sie die Wirkung der Impfung reduzieren. Sprechen Sie auf jeden Fall mit Ihrer Ärztin oder Ihrem Arzt.

Bei Fieber und heftigen Reaktionen

Fieber ist eine natürliche Reaktion auf die Impfung. Solange es nicht mehr als 48 Stunden anhält und nicht über 38 Grad Celsius klettert, gibt es keinen Grund zur Sorge. Für ein wenig Erleichterung können fiebersenkende Medikamente sorgen (zum Beispiel Paracetamol oder Ibuprofen). Eine Übersichtsarbeit aus dem Jahr 2019 hat jedoch gezeigt, dass Impfungen in einigen Fällen weniger wirken, wenn solche Medikamente eingenommen werden.
Manche Kinder neigen bei Fieber zu Fieberkrämpfen. Es mag dann so aussehen, als hätte eine Impfung den Fieberkrampf ausgelöst. Ein Fieberkrampf ist jedoch eine bestimmte Reaktion des Gehirns auf steigendes Fieber – aber eben nur bei manchen Kindern. Bei einem Fieberkrampf handelt es sich um Muskelzuckungen und -krämpfe, die mit Bewusstseinsverlust, Blaufärbung der Lippen und Schlaffheit einhergehen können. Nach wenigen Minuten ist der Spuk vorbei – nur selten muss ein Fieberkrampf mit Medikamenten beendet werden.
Wenn ein Fieberkrampf zum ersten Mal auftritt, sollte ein Notarzt ge-

rufen werden. Eltern sollten die Zeit messen, die der Fieberkrampf andauert, keinesfalls Essen oder Getränke anbieten und nach dem Anfall die Temperatur des Kindes messen.

Fieberkrämpfe kann man nicht verhindern – wenn ein Kind dazu neigt, lernen Eltern damit umzugehen und bekommen meist vom Arzt ein Notfallmedikament für weitere Fieberkrämpfe. Die Kinder entwickeln sich genauso normal wie andere Kinder.

Wenn sich die Reaktion verschlimmert, hohes Fieber oder eine allergische Reaktion mit starken Rötungen, Schwellungen im Gesicht und Mund oder Atemnot auftritt, wenden Sie sich bitte umgehend an Ihre Ärztin oder Ihren Arzt! Eine allergische Reaktion (anaphylaktischer Schock) kommt nur sehr selten vor – bei etwa 1,3 von einer Million Impfungen – und kann zum Beispiel durch Bestandteile des Impfstoffs (etwa Hühnerei) ausgelöst werden.

Info

CHECKLISTE FÜR DIE IDEALE VORBEREITUNG

- Überprüfen Sie Ihren Impfstatus oder den Ihres Kindes. Ihre Ärztin oder Ihr Arzt helfen dabei. Legen Sie dann einen Impftermin fest.
- Soweit Sie Fragen haben, notieren Sie sie, um mit Ihrer Ärztin oder Ihrem Arzt darüber zu sprechen. Legen Sie den Zettel mit den Fragen in den Impfpass.
- Nutzen Sie die Tipps zum schmerz- und stressarmen Impfen auf Seite 35 ff.
- Eine Schnupfennase ist kein Grund, eine Impfung zu verschieben (siehe Seite 43 f.). Im Zweifel beim Arzt anrufen und wenn eine Impfung nicht stattfindet, gleich einen Nachholtermin ausmachen.
- Belohnen Sie Ihr Kind für das gute Mitmachen und/oder falls es stressig war, als Vorbereitung für das nächste Mal.
- Fragen Sie Ihren Arzt nach einer Impferinnerung: Viele bieten einen Postkarten- oder SMS-Service an. Es gibt auch Apps, die Sie an Impfungen erinnern.

NICHT GEIMPFT – WAS NUN?

Manche medizinischen Bedingungen verbieten eine Impfung (man bezeichnet das als Kontraindikation). Und manche Menschen entscheiden sich gegen eine oder alle Impfungen.
Bei fehlenden Impfungen – aus welchem Grund auch immer – ist einiges zu beachten. Denn wann immer es Situationen mit anderen Menschen gibt – auf Reisen, in der Kita oder Schule –, können Infektionskrankheiten zuschlagen.

Wann Impfen (nicht) möglich ist

Vor jeder Impfung schätzt Ihre Ärztin oder Ihr Arzt ein, ob mögliche Kontraindikationen vorliegen: Dies sind sehr seltene medizinische Bedingungen, die dazu führen können, dass eine Impfung schlecht vertragen wird. Dann ist keine Impfung möglich.

Info

ECHTE KONTRAINDIKATIONEN

› Akute behandlungsbedürftige Erkrankungen
› Mögliche anaphylaktische (stark allergische) Reaktionen auf einen der Inhaltsstoffe des Impfstoffs
› Ernsthafte Nebenwirkungen bei einer früheren Dosis desselben Impfstoffs (zum Beispiel anaphylaktischer Schock)
› Eine Chemotherapie oder eine andere Therapie, bei der das Immunsystem unterdrückt wird
› Eine Schwangerschaft (bei Lebendimpfstoffen wie Masern, Mumps, Röteln, Windpocken)
› Kontraindikationen setzen auch die Impfpflicht gegen Masern außer Kraft

Info

KEINE KONTRAINDIKATIONEN

Manchmal wird auf eine Impfung verzichtet, wenn dies eigentlich nicht sein müsste. In den folgenden Fällen spricht nichts gegen das Impfen:

- Leicht erhöhte Temperatur unter 38,5 Grad Celsius
- Allergien gegen andere Medikamente (zum Beispiel Penicillin)
- Allergien von Verwandten
- Fieberkrämpfe oder Krampfneigung
- Moderate Nebenwirkungen bei vorherigen Impfungen mit demselben Impfstoff (zum Beispiel Schwellungen)
- Ekzeme (Hauterkrankungen)

Darüber hinaus macht eine Reihe von medizinischen Bedingungen, die keine absoluten Kontraindikationen sind, besondere Umsicht und manches Mal auch besondere Vorkehrungen notwendig. Allergien gegen Hühnereiweiß können je nach Schwere den Wechsel zu einem hühnereiweißfreien Impfstoff erforderlich machen. Erkrankungen des Immunsystems können ebenfalls dazugehören.

Die Entscheidung für das Impfen ist genauso eine Risikoabwägung wie gegen das Impfen. Mögliche Nebenwirkungen müssen mit möglichen Krankheitsfolgen abgewogen werden.

Frühgeborene zum Beispiel werden irrtümlich oft erst später geimpft als Kinder, die um den errechneten Geburtstermin herum geboren wurden. Die Annahme falscher Kontraindikationen, wie zum Beispiel geringes Geburtsgewicht, spielt dabei oft eine Rolle – also indirekt auch die Angst, den kleinen zarten Körper zu sehr zu belasten. Die empfohlenen Impfungen sind jedoch auch für Frühgeborene gut verträglich. Und die Gesundheit dieser kleinen und besonders verwundbaren Kinder sollte erst recht durch Impfungen gut geschützt werden.

Manchmal wird irrtümlicherweise befürchtet, dass frisch Geimpfte Viren ausscheiden oder ansteckend sein könnten (dies war teilweise bei der in Deutschland nicht mehr verwendeten Schluckimpfung gegen Polio so – bei anderen Impfstoffen trifft dies nicht zu). Es gilt vielmehr das Gegenteil: Wenn Sie Schwangere oder Personen mit schwachem Immunsystem in der Familie haben, spricht das eher für eine Impfung, denn diese Personen müssen besonders vor schweren Erkrankungen geschützt werden.

Was Ungeimpfte beachten sollten

Ob Sie oder Ihr Kind geimpft sind, kann in vielen Situationen relevant werden, in denen Sie mit anderen Menschen in Kontakt kommen. Bei fehlenden Impfungen gibt es demnach einiges zu beachten:

- Wenn Sie oder Ihr ungeimpftes Kind medizinische Hilfe benötigen (etwa beim Arzt oder in der Notaufnahme), teilen Sie dem medizinischen Personal mit, dass Sie oder Ihr Kind nicht alle für sein Alter empfohlenen Impfungen erhalten haben. Halten Sie dazu den Impfpass bereit, damit Sie auch unter Stress sicher sagen können, wogegen Sie oder Ihr Kind geimpft sind oder nicht.
- Die Alarmzeichen und die Symptome der Krankheiten, gegen die Sie oder Ihr Kind nicht geimpft sind, sollten Sie genau kennen, damit Sie bei einer Ansteckung schnell Hilfe bekommen können.
- Beachten Sie, dass Sie oder Ihr Kind sich auch bei Personen anstecken können, die keine Symptome zeigen. So sind Masern beispielsweise schon fünf Tage vor dem charakteristischen Hautausschlag ansteckend. Diphtherie und Keuchhusten erzeugen bei Erwachsenen zum Teil nur milde Symptome, ansteckend sind sie trotzdem. Und von einer Infektion mit Humanen Papillomviren, die unter anderem zu Gebärmutterhalskrebs führen können, merkt man jahrelang nichts.

Info

FÜR DIESE MENSCHEN SIND UNGEIMPFTE EINE GEFAHR

Säuglinge: Kinder unter neun bis zwölf Monaten sollen noch nicht gegen Masern geimpft werden. Eine Maserninfektion in den ersten Lebensmonaten kann zu einer Gehirnkrankheit (SSPE) führen, die erst ein paar Jahre später auftritt und immer zum Tod führt. Wenn 3.300 Kinder unter 5 Jahren Masern hatten, erkrankt statistisch gesehen eines davon an SSPE und stirbt.
Schwangere: Werdende Mütter können sich nicht gegen Masern, Mumps und Röteln impfen lassen. Wenn sich Schwangere allerdings in den ersten drei Monaten ihrer Schwangerschaft mit Röteln anstecken, kommen neun von zehn Kindern mit schweren Schädigungen an Herz, Augen oder Gehör auf die Welt; ein bis zwei sterben.
Menschen mit geschwächtem Immunsystem: Wenn das Immunsystem durch bestimmte Erkrankungen oder eingenommene Medikamente geschwächt ist (etwa bei Krebspatienten oder Organempfängern), können sich die Betroffenen oft nicht impfen lassen. Sie sind daher besonders auf den Gemeinschaftsschutz durch andere angewiesen.

- Denken Sie daran, dass Sie oder Ihr ungeimpftes Kind für Risikogruppen eine mögliche Gefahrenquelle sein können.

Mögliche Symptome

Wer nicht geimpft ist, trägt ein erhöhtes Risiko für schwerwiegende Erkrankungen. Daher ist es wichtig, dass Sie die Symptome der jeweiligen Krankheiten gut kennen, damit Sie oder Ihr Kind schnell Hilfe bekommen können. Für manche Krankheiten gibt es eingeschränkte Therapiemöglichkeiten, für viele allerdings nicht – diese können lebenslange und schwerwiegende Schäden hervorrufen oder sogar zum Tod führen. Die meisten ernsthaften Erkrankungen fangen wie eine Erkältung an. Sollten eines oder mehrere der folgenden Symptome auftreten, sollten Sie unverzüglich einen Arzt aufsuchen. Rufen Sie aber vorher in der Praxis an, damit Sie andere nicht anstecken:

- Fieber mit verstärktem intensiven und/oder ungewöhnlich hohem Schreien oder Fieber mit starker Lichtempfindlichkeit und steifem Nacken können Zeichen einer Hirnhautentzündung (Meningitis) sein, zum Beispiel verursacht durch Hib, Meningokokken oder Pneumokokken. Auch ein erstmalig auftretender Fieberkrampf kann ein Anzeichen für eine Hirnhautentzündung sein. Wählen Sie in diesem Fall den Notruf 112!
- Lang anhaltende Hustenanfälle, die auch von Atemnot und blauen Lippen begleitet sein können, sind ernsthafte Anzeichen einer Lungenerkrankung oder Lungenentzündung, die durch Keuchhusten, Hib oder Pneumokokken ausgelöst werden kann.
- Ein Ausschlag, der nicht verschwindet oder verblasst, wenn man mit dem Daumen daraufgedrückt hat, kann ein Zeichen für Meningokokken oder Pneumokokken sein.
- Ein Ausschlag mit Erkältungssymptomen ist ein Anzeichen von vielen Infektionskrankheiten und sollte untersucht werden.
- Leidet Ihr Baby an Appetitverlust, Erbrechen, Durchfall und Lethargie, könnte eine Rotaviren-Infektion vorliegen. Sie kann schnell zum Austrocknen führen und lebensbedrohlich werden.
- Offene Hautverletzungen – auch banale Schürfwunden, kleine Schnitte oder der Kratzer eines Haustieres – lassen Schmutz und Staub in die Wunde eindringen. Wenn dieser Schmutz Tetanus-Sporen enthält, kann eine Tetanus-Infektion entstehen. Bei Verletzungen dieser Art kontaktieren Sie einen Arzt. Im Gegensatz zu anderen Infektionskrankheiten ist Tetanus nicht von Mensch zu Mensch übertragbar.

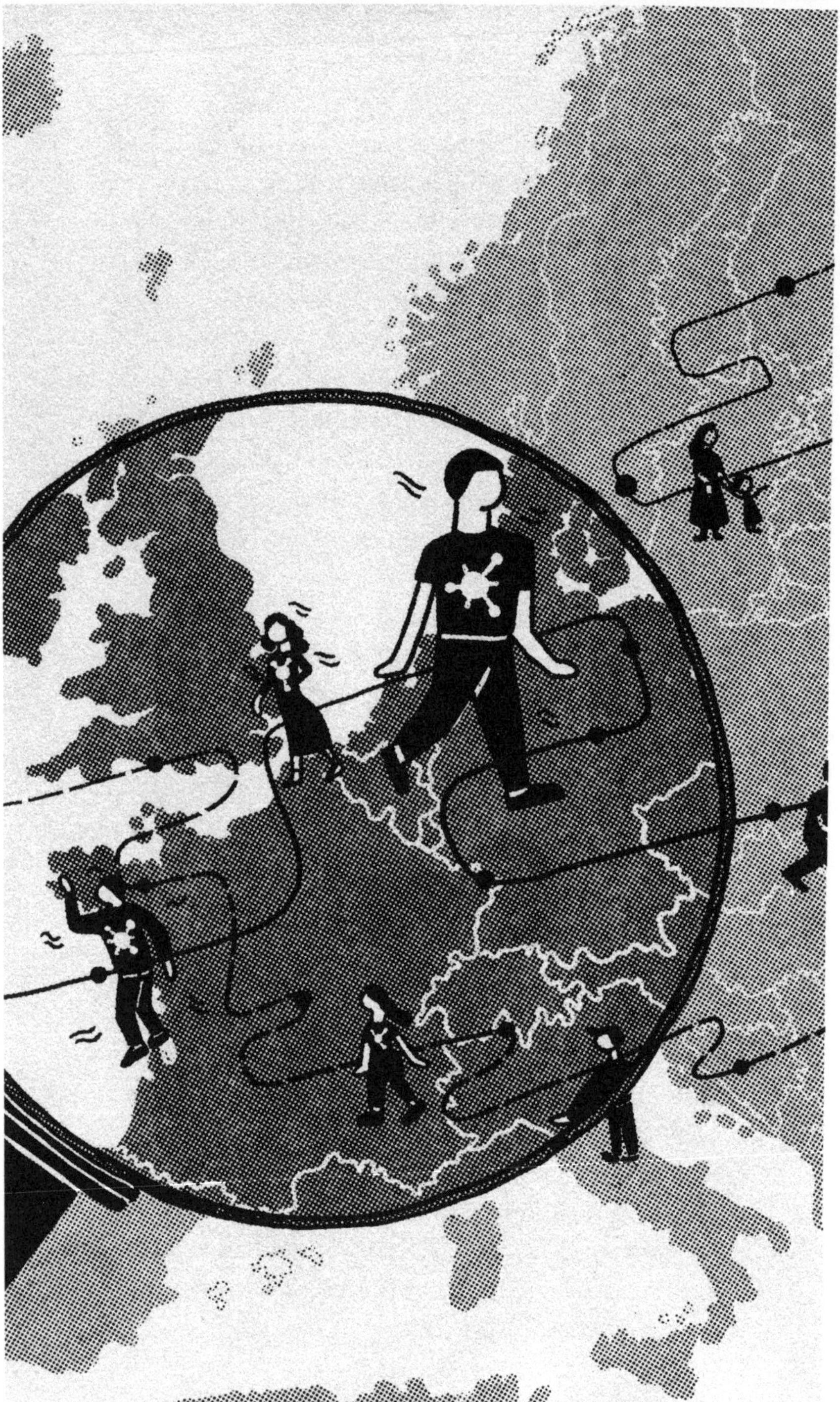

Wirkung und Sicherheit

Impfungen nutzen gezielt die Fähigkeit des Immunsystems, sich gegen sehr unterschiedliche Mikroorganismen zu wehren. Da das Immunsystem in sehr unterschiedlichen Regionen der Erde funktionieren und auf eine Vielzahl von äußeren Einflüssen reagieren muss, ist es sehr anpassungsfähig und vielseitig. Mithilfe einer aktiven Impfung wird dem Immunsystem ein Erreger oder ein Teil eines Erregers präsentiert, sodass Antikörper dagegen gebildet werden können. Diese Antikörper (und weitere Zellen des Immunsystems) sind dann bei einer Infektion auf den Erreger vorbereitet und verhindern im Idealfall eine Erkrankung oder mildern ihren Verlauf.

Nachdem früher oft ganze Erreger, abgetötet oder abgeschwächt, per Spritze verabreicht wurden, werden heute zunehmend nur einzelne Proteine in Impfstoffen genutzt, an denen der Erreger zu erkennen ist (Antigen). Der nächste Schritt sind die »genbasierten« Impfstoffe, die einige weitere Vorteile bieten könnten.

Die Entwicklung von Impfstoffen ist eine komplexe, teure und finanziell riskante Angelegenheit. Das liegt unter anderem daran, dass nicht nur das richtige Antigen gefunden werden muss, sondern auch Hilfsstoffe benötigt werden, damit der Impfstoff wirksam und sicher ist. Vereinzelt können beim Impfen Nebenwirkungen auftreten. Doch Menschen, die selbst erlebt haben, wie eine »Kinderkrankheit« aussieht, bewerten Nebenwirkungen anders; sie sind eher bereit, in der Regel milde gesundheitliche Einschränkungen anstelle von schweren Erkrankungen in Kauf zu nehmen. Wie sicher muss Impfen sein, damit Sie bereit sind, Ihr Kind und sich selbst impfen zu lassen?

IMPFSTOFFE UND IHRE WIRKUNG IM IMMUNSYSTEM

Bei einer Impfung werden abgetötete oder Bruchstücke der Erreger oder abgeschwächte Krankheitserreger, die keine ernsthafte Erkrankung verursachen können, verabreicht. Dem Körper wird so eine Infektion vorgetäuscht; er reagiert mit der Bildung von Antikörpern und sogenannten Gedächtniszellen. Es gibt mehrere Impfstofftypen: Man kann sie grob kategorisieren in Lebend- und Totimpfstoffe, dazu kommen seit einigen Jahren die vektor- und genbasierten Impfstoffe.

Wie funktioniert eine Impfung?

Ziel jeder Impfung ist die Bildung von Antikörpern, genauer gesagt neutralisierenden Antikörpern. Diese Antikörper passen genau auf eine Stelle an der Oberfläche des Erregers. Diese Stelle nennt man Antigen. Neutralisierende Antikörper passen auf eine Stelle der Oberfläche, die eine wichtige Funktion für den Erreger hat. Wenn diese Stelle blockiert ist, kann der Erreger sich nicht mehr vermehren. Das ist so, als würde die Polizei einen Verbrecher (Erreger) fotografieren. Das Foto (Antikörper) hilft Polizisten (Immunzellen), die den Verbrecher noch nie persönlich gesehen haben, ihn schnell zu erkennen und daran zu hindern, etwas Verbotenes zu unternehmen. Der Teil, der auf dem Foto zu sehen ist, ist das Antigen. Sind die Füße zu sehen, ist das zwar ein Antikörper für ein Antigen des Erregers, das hilft den Polizisten aber nicht, weil es nicht spezifisch genug ist. Wenn das Foto vom Gesicht gemacht wurde, wäre das ein neutralisierender Antikörper, denn man kann den Erreger gut daran erkennen. Eine Impfung präsentiert dem Immunsystem das Antigen eines Erregers und führt zur Bildung neutralisierender Antikörper. Es gibt viele weitere Aspekte und Teile des Immunsystems, die an Impfungen beteiligt sind.

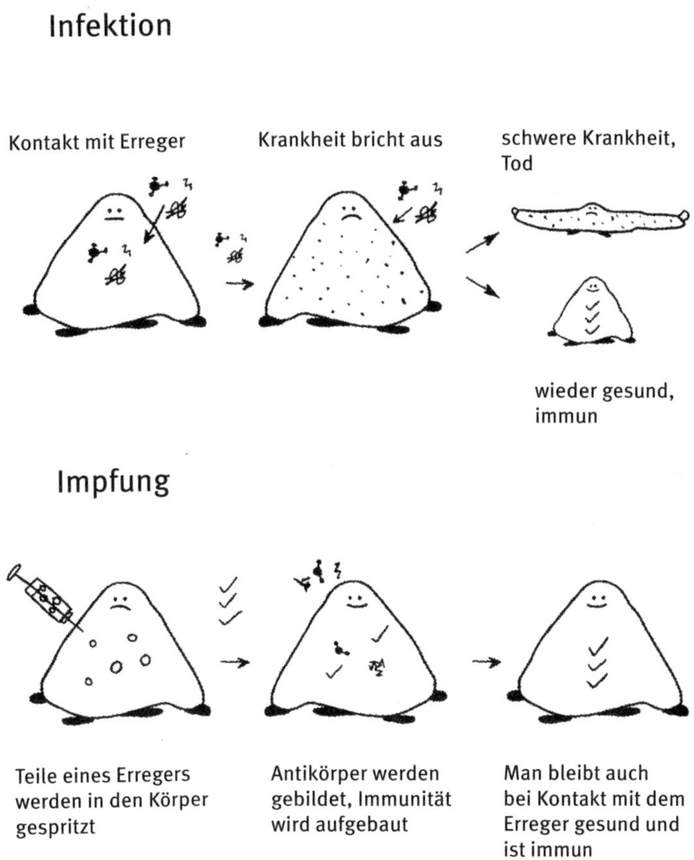

Durch eine Impfung bilden sich Antikörper, die eine Ansteckung verhindern. Quelle: https://reisemed.at/wie-wirkt-eine-impfung/

Lebendimpfstoffe

Üblicherweise verabreicht man bei Impfungen eine geringe Menge abgeschwächter Krankheitserreger. Diese können in seltenen Fällen zu einer leichten »Impfkrankheit« führen, wie bei den sogenannten Impfmasern, einem leichten, masernähnlichen Ausschlag.

Totimpfstoffe oder inaktivierte Impfstoffe

Diese Impfstoffe enthalten entsprechend ihrer Bezeichnung nur abgetötete Krankheitserreger, die sich nicht mehr vermehren können. Diese werden vom Körper als fremd erkannt und regen das körpereigene Abwehrsystem zur Antikörperbildung an, ohne dass die jeweilige Krankheit ausbricht. Zu den Totimpfstoffen gehören Impfstoffe gegen Diphtherie, Hepatitis B, Hib, Kinderlähmung, Keuchhusten, Tetanus und die Grippe-Impfung für Erwachsene.

Vektorbasierte Impfstoffe

Bei Vektorimpfstoffen wird das Genmaterial des Virus, gegen das man impfen möchte, in harmlose Viren eingebaut und dann als Impfstoff injiziert. Die Ärztin und Wissenschaftlerin Marylyn Addo aus Hamburg entwickelt gerade einen solchen Impfstoff gegen das neuartige Coronavirus – und erklärt auf Seite 17 f. ausführlich im Interview, wie ein vektorbasierter Impfstoff funktioniert.

Genbasierte Impfstoffe

Genbasierte Impfstoffe enthalten entsprechend ihrer Bezeichnung nur ausgewählte Virusgene in Form von DNA oder RNA, also Material, das genetische Informationen speichert. Bei einer Art der genbasierten Impfung, der mRNA-Impfung, wird sogenannte Messenger-RNA verabreicht. Sie enthält einen Bauplan, mit dessen Hilfe Zellen des Körpers das Stachelprotein des Virus selbst herstellen. Die Zellen bauen das Protein in ihre Oberfläche ein, das Immunsystem erkennt es und leitet eine Antwort ein. Manche Menschen befürchten, dass eine genbasierte Impfung in das menschliche Erbgut eingreift. Die Bildung fremder RNA in unseren Zellen geschieht allerdings bei jeder Virusinfektion, also sehr häufig. Es herrscht allgemeiner Konsens, dass keine Gefahr für das menschliche Erbgut besteht.

Genbasierte Impfstoffe haben den Vorteil, dass sie schnell und in großen Mengen herstellbar sind, auf Hilfsstoffe (Adjuvanzien) verzichten und niedriger dosiert werden können. Der erste zugelassene Impfstoff gegen COVID-19 ist ein genbasierter Impfstoff. Viele weitere der Corona-Impfstoffe, die sich in der klinischen Prüfung befinden, sind genbasiert. Diese Art der Impfstoffe wird bald stärker in den Fokus geraten. Außerdem wird versucht, Impfstoffe gegen andere Krankheiten wie Grippe oder HIV/AIDS mit dieser Methode herzustellen.

Aktive und passive Immunisierung

Ziel der aktiven Impfung ist der Aufbau eines langfristig wirksamen Schutzes gegen eine Infektionskrankheit – das, was wir meinen, wenn wir hier über »Impfung« reden. Der Körper stellt selbst den Schutz her, indem er auf die Impfung reagiert.

Bei einigen Krankheiten, wie zum Beispiel bei Tetanus, Tollwut und Diphtherie, besteht die Möglichkeit, durch eine sogenannte passive Immunisierung einen schnellen Schutz aufzubauen. Dies kann not-

Info

AKTIVE IMMUNISIERUNG SEIT DER ANTIKE

Das Prinzip der aktiven Immunisierung soll sich auf den Griechen Thukydides (400 v. Chr.) zurückführen lassen. Er hatte die Pest sehr kenntnisreich beschrieben und offenbar beobachtet, dass einige Athener, die die Pest überlebt hatten, bei späteren Epidemien nicht mehr erkrankten. Auch soll man schon in den alten Kulturen Asiens Menschen absichtlich mit dem Schorf und den Spuren von pockentypischen Hauterscheinungen in Berührung gebracht haben.

wendig sein, wenn ein Mensch gerade mit einem Krankheitserreger in Kontakt gekommen ist und kein ausreichender Impfschutz gegen die entsprechende Krankheit besteht. In diesem Fall werden bereits fertige Antikörper gegen einen Krankheitserreger gespritzt. Das körpereigene Immunsystem ist hier nicht an der Immunisierung beteiligt – es bleibt also passiv. Gespritzt werden Konzentrate von Antikörpern, die in der Regel von Menschen stammen, die etwa durch Impfung gegen die Krankheit immun sind. Im Unterschied zur aktiven Impfung bietet die passive Impfung einen sofortigen Schutz, der allerdings nur für kurze Zeit – ungefähr drei Monate – anhält.

Kombinationsimpfstoffe

Für einige Infektionskrankheiten gibt es seit Langem Kombinationsimpfungen. Diese Impfstoffe wirken gleichzeitig gegen mehrere Erreger, sodass mit einer Impfung gleich mehreren Krankheiten vorgebeugt werden kann. Die manchmal geäußerte Vermutung, diese Impfstoffe könnten vermehrt zu Nebenwirkungen führen, trifft nicht zu. Selten treten zwar Nebenwirkungen durch Begleitstoffe auf, die jedoch generell in Impfstoffen enthalten sind. Die Menge an notwendigen Begleitstoffen wird durch Kombinationsimpfstoffe hingegen reduziert.

Wie werden Impfstoffe entwickelt?

Die Entwicklung eines neuartigen, sicheren und wirksamen Impfstoffs kann bis zu zwölf Jahre dauern und bis zu eine Milliarde Euro kosten. Dabei ist die grundlegende Aufgabe stets gleich: Gesucht wird der Stoff, der das Immunsystem des Menschen anregt, effektive Abwehrstoffe gegen einen krank machenden Erreger zu bilden. Getestet wird im Labor, genauer zunächst in der Petrischale mit abgetöteten Teilen eines Erregers oder winzigen Partikeln eines lebenden Virus.

Suche nach Antigenen

Die Entwicklung eines Impfstoffs verläuft in mehreren Phasen. Zunächst suchen Wissenschaftlerinnen und Wissenschaftler in ihren Laboren nach passenden Stoffen, die dazu führen sollen, dass in unserem Körper ausreichend Antikörper gegen die Krankheit gebildet werden. Diese Stoffe nennt man Antigene. Meist finden die Forscherinnen und Forscher mehrere Antigene, doch nicht alle eignen sich für die Impfung eines Menschen, daher testen die Wissenschaftler diese zunächst an Tieren. Es wird überprüft, wie sich der Impfstoff im Körper verteilt und wie wirksam er ist. Viele Antigenkandidaten fallen dann schon raus, mit den vielversprechendsten Kandidaten gehen die Forscher dann in die sogenannte klinische Phase.

Testung in drei Phasen

In der ersten Phase testen nur wenige freiwillige Menschen den Impfstoff, und das nacheinander. Es wird zuerst genau beobachtet, wie der erste Freiwillige auf die Impfung reagiert. Erst wenn dieser alles gut verträgt, wird der zweite Freiwillige geimpft. Der Impfstoff wird zudem in kleinen Mengen gegeben. In der ersten Phase will man vor allem die Sicherheit überprüfen.
In der zweiten Phase wird der Impfstoff mehr Menschen injiziert. Dabei wird untersucht, wie effektiv die Impfung wirkt, welche Dosis benötigt wird und zu welchen Nebenwirkungen es vielleicht kommt.
Nur die Impfstoffkandidaten, die sich dabei als effektiv und sicher erweisen, werden in der dritten Phase getestet – hier wird sehr vielen Menschen der Wirkstoff gegeben. In dieser Phase stellt sich heraus, ob der Impfstoff sicher und effektiv den krank machenden Erreger bekämpft – oder eben nicht.
Auch die Zulassung ist streng geregelt: Das Paul-Ehrlich-Institut und die Europäische Arzneimittelbehörde bewerten nach aktuellem Stand

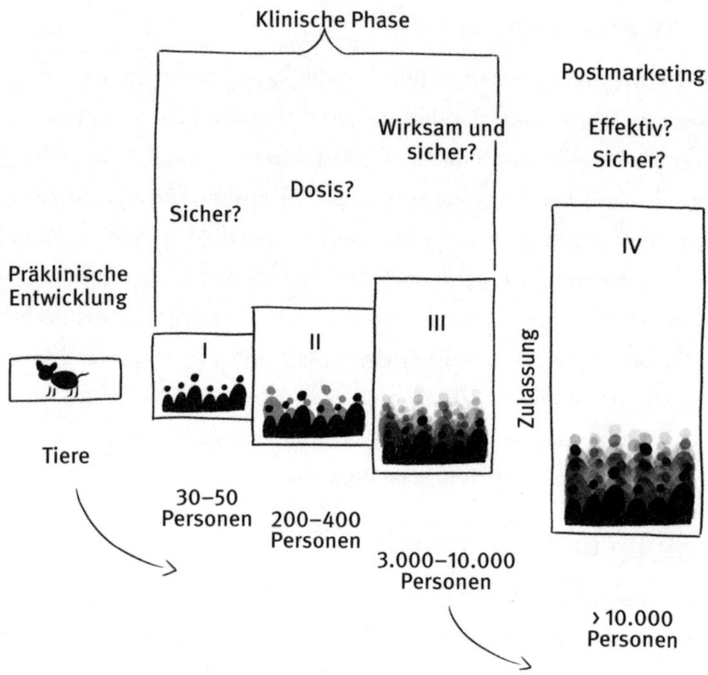

In der präklinischen Phase der Impfstoffentwicklung finden Tests an Tieren, in der klinischen Phase an Menschen statt. In der Postmarketing-Phase wird der Impfstoff akribisch auf Sicherheit und Effektivität untersucht.
Quelle: https://www.pharmazeutische-zeitung.de/ausgabe-132017/vom-huehnerei-zur-gentechnologie/

der Wissenschaft die Unterlagen, die ein pharmazeutisches Unternehmen einreicht. Dort müssen alle relevanten Schritte dokumentiert sein, vom Tiermodell bis zur Phase 3, und alle Qualitätssicherungs- und Kontrollmaßnahmen müssen den strengen gesetzlichen Vorgaben entsprechen.

Einen spannenden Einblick in die ganz aktuelle Entwicklung eines Impfstoffs gegen das pandemische Coronavirus gibt die Ärztin und Wissenschaftlerin Marylyn Addo (siehe Seite 17 f.).

Was ist in Impfstoffen drin?

Impfstoffe benötigen neben dem eigentlichen Antigen Substanzen, die dafür sorgen, dass die Impfung funktioniert. So gibt es beispielsweise Konservierungsstoffe, die dafür sorgen, dass der Impfstoff haltbar bleibt. Schließlich möchte sich niemand verdorbenen Impfstoff verabreichen lassen.

Adjuvanzien

Wichtiger sind jedoch die Substanzen, deren Aufgabe darin besteht, das Immunsystem so zu regulieren, dass es angemessen auf das Antigen reagiert: die sogenannten Adjuvanzien. Sie »locken« Immunzellen an, weil das Antigen allein dem Immunsystem oft gar nicht »gefährlich« genug erscheint. Ohne Adjuvanzien würde das Antigen ignoriert werden.

Begleitstoffe

Außerdem gibt es noch Spuren von Substanzen, die während des Herstellungsprozesses genutzt wurden. Auf diese Begleitstoffe kann aus unterschiedlichen Gründen in keiner Impfung gänzlich verzichtet werden. Generell können Begleitstoffe Spuren von Formaldehyd, Antibiotika und geringste Mengen von Hühnereiweiß enthalten. Quecksilber, das früher zur Konservierung von Impfstoffen diente, ist in heutigen Kinderimpfstoffen nicht mehr enthalten, obwohl bis heute nicht sicher erwiesen ist, dass dies Nebenwirkungen erzeugt hat. Die Begleitstoffe dienen – wie Formaldehyd – der Inaktivierung von Viren oder sie verhindern – wie Antibiotika – Verunreinigungen während der Herstellung. Diese Begleitstoffe baut der Körper problemlos im Rahmen normaler Stoffwechselvorgänge ab und scheidet sie aus. Über diese Begleitstoffe sind vielerlei Mythen im Umlauf – mehr dazu erfahren Sie auf Seite 87 ff.

IST IMPFEN SICHER?

Impfungen dienen der Vorbeugung von Krankheiten und werden gesunden Menschen verabreicht. Sie müssen daher besonders sicher sein. Diese Sicherheit wird in Deutschland eng kontrolliert. Zuständig dafür ist das Paul-Ehrlich-Institut (PEI), dort heißt es: »Impfstoffe sind, wie alle anderen wirksamen Arzneimittel auch, nicht völlig frei von Nebenwirkungen. Die Anforderungen an die Sicherheit von Impfstoffen sind höher als etwa an Arzneimittel zur Behandlung schwer erkrankter Personen. Denn es sind in der Regel gesunde Kinder, Jugendliche und Erwachsene, welche geimpft werden.«

Sehr geringe Risiken

Impfungen dienen der Prävention, genauer der Primärprävention. Zur Primärprävention gehören Maßnahmen, die Erkrankungen verhindern, bevor sie entstehen, etwa Sport, gesunde Ernährung, Verhütung ungewollter Schwangerschaften und Impfungen. Eine solche Maßnahme muss nicht nur allen nützen, sie darf uns auch nicht gefährden.
Das Paul-Ehrlich-Institut überprüft daher jede Impfstoffcharge, die auf den Markt kommt, auf Sicherheit und Wirksamkeit. Hersteller müssen vor der Vermarktung jeder einzelnen Charge nachweisen, dass die Herstellung und Qualitätsprüfung den gesetzlichen Anforderungen genügen. Die Regelungen gelten nicht nur in Deutschland, sondern sind europa- und weltweit festgelegt.
Impfungen dürfen also die Gesundheit von Menschen nicht relevant gefährden. Was eine »relevante Gefährdung« bedeutet, wird natürlich unterschiedlich bewertet und hängt unter anderem vom möglichen Nutzen ab. Dabei geht es auch um das Gefühl von Sicherheit. Da wir die Gefahren von Infektionserkrankungen kaum mehr sehen, aber hier und da von Nebenwirkungen hören, wirken die möglichen Nebenwir-

kungen von Impfungen emotional oft schwerer. Denn das, was wir uns gut vorstellen können, was uns emotional über den Gartenzaun erzählt wird, können wir uns besonders gut merken und halten wir auch für wahrscheinlicher. Wenn Menschen befürchten, nach Impfungen könnten massive Nebenwirkungen auftreten, und zudem nicht überzeugt sind, dass Impfungen nützen, sind sie auch nicht bereit, die sehr geringen Risiken einzugehen, die mit Impfungen verbunden sind.

In der Medizin gilt das Prinzip der Abwägung von Nutzen und Risiko einer Intervention. Je größer der Nutzen einer Intervention für ein Individuum, desto höher darf die individuelle Gefährdung durch die Intervention sein.

Die Idee, eine ärztliche Behandlung dürfe in erster Linie »nicht schaden« (»primum non nocere«) ist zwar sehr charmant, würde aber jede Blutentnahme und das Feld der Chirurgie unmöglich machen. Bei Impfungen sind die relevanten Komplikationen weit weniger wahrscheinlich als bei vielen medizinischen Interventionen, die routinemäßig durchgeführt werden.

Info

NUTZEN UND SCHADEN ABWÄGEN

Am Beispiel einer Blinddarmentzündung lässt sich die Abwägung von Nutzen und Schaden schön zeigen. Unbehandelt endet eine Blinddarmentzündung oft tödlich. Darum werden betroffene Menschen durch eine Operation behandelt, die sie im Prinzip auch gefährden kann. Das Risiko, durch Komplikationen der Operation zu Schaden zu kommen, ist zwar gering, aber vorhanden. Doch der Nutzen der Operation überwiegt das Risiko der Folgen einer Blinddarmentzündung.

Impfreaktionen und Nebenwirkungen

Generell gilt: Nebenwirkungen erfragen Sie beim Arzt oder lesen Sie im Beipackzettel nach. Sie unterscheiden sich von Impfstoff zu Impfstoff. Hier geben wir einen allgemeinen Überblick.
Typische Beschwerden nach einer Impfung sind Rötungen, Schwellungen und Schmerzen an der Impfstelle. Auch Allgemeinsymptome wie Fieber, Kopf- und Gliederschmerzen und Unwohlsein sind möglich. Solche Beschwerden sind in der Regel Zeichen dafür, dass das Immunsystem auf die Impfung anspricht. Bei Lebendimpfungen (wie etwa Masern-Mumps-Röteln) kann es auch zu einer leichten Erkrankung kommen, einer »Impfkrankheit«. Sie ist ungefährlich und nicht ansteckend, aber trotzdem unangenehm. Impfreaktionen sind harmlos und verschwinden nach kurzer Zeit von selbst. Davon abzugrenzen sind Nebenwirkungen. Dies sind sehr seltene gesundheitliche Schädigun-

Info

ALLTAGSRISIKEN SIND GRÖSSER ALS IMPFRISIKEN

Wenn man angeben möchte, wie riskant etwas ist – zum Beispiel Autofahren oder Impfen –, und das auch in Zahlen ausdrücken möchte, gibt es dafür die Maßeinheit Micromort: Sie beschreibt die Chance von 1:1.000.000 zu sterben. Todesfälle kommen aber nach dem Impfen so selten vor, dass man es schlecht mit anderen Dingen vergleichen kann. Die nächstschwerwiegende Nebenwirkung, die zum Beispiel bei Masern-Impfung auftreten kann, ist ein allergischer Schock. Die Masern-Impfung ist also so sicher, dass das Risiko vor dem Hintergrund der Risiken des normalen Lebens verschwindet.

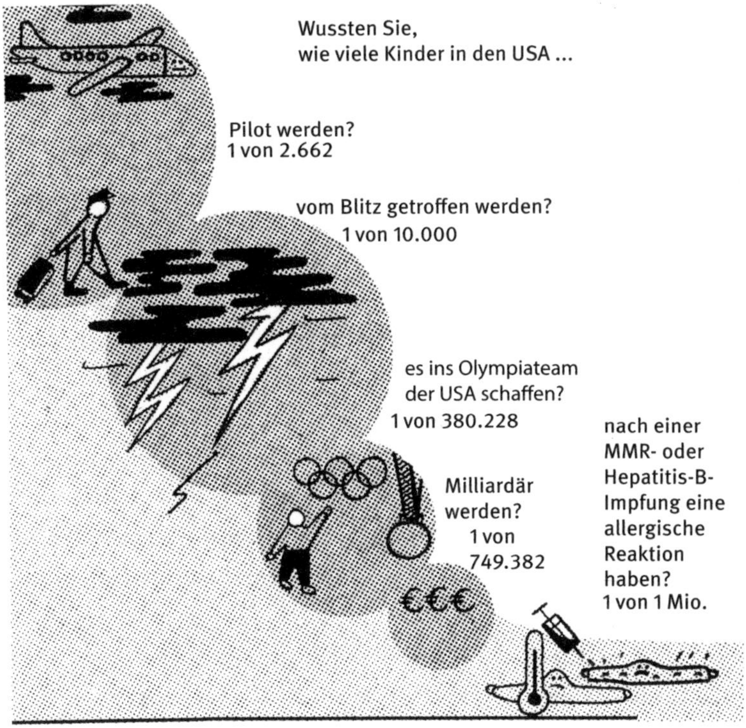

Verglichen mit vielen anderen Chancen und Risiken ist das Impfrisiko gering. Quelle: http://www.vaccinews.net/2011/12/why-vaccinate-the-reasons-are-in-the-vaccination-research/

gen, die über das übliche Maß einer Impfreaktion hinausgehen (siehe Seite 64 ff.). Einige Nebenwirkungen können so schwer sein, dass ihre Folgen dauerhaft relevanten negativen Einfluss auf das Leben betroffener Menschen haben. Im schlimmsten – und seltensten – Fall handelt es sich um eine schwere Impfkomplikation, die zu einem sogenannten Impfschaden werden kann. Das Paul-Ehrlich-Institut veröffentlicht regelmäßig die Zahlen schwerer Impfnebenwirkungen im »Bulletin zur Arzneimittelsicherheit« und ordnet ein, ob einzelne Symptome oder

Beschwerden tatsächlich eine Folge der Impfung sein können (siehe Seite 66). Leider gibt es keine verpflichtende gemeinsame Datensammlung über Impfschäden. In diesem Fall steht der Föderalismus der Transparenz im Wege. Aus Fachkreisen wurde bereits der Ruf nach einer zentralen Impfdatenbank laut.

Eine Impfung schlecht vertragen

Eine große Studie mit 16.000 Kindern hat gezeigt, dass insgesamt zwei Prozent der Eltern berichten, ihr Kind habe die Impfung schlecht vertragen. Dabei wurden am häufigsten die Impfung gegen Masern, Frühsommer-Meningoenzephalitis (übertragen durch Zecken) und die Sechsfach-Impfung genannt. Die Berechnungen der Forscher ergaben, dass zwischen drei und sechs Kinder von 1000 die FSME-Impfung (»Zeckenimpfung«) nicht gut vertragen hatten, zwei bis drei Kinder von 1000 die Masern-Impfung und zwei von 1000 die Impfung gegen Keuchhusten. Am häufigsten wurden vorübergehende Impfreaktionen genannt: Fieber, Schwellungen, Schreien oder Ausschlag. »Keine von den Eltern berichtete Nebenwirkung deutete darauf hin«, schreiben die Autorinnen und Autoren der Studie, »dass es sich bei ihnen um schwere, aber sehr seltene Nebenwirkungen« gehandelt haben könnte. Insgesamt lagen die in der Studie ermittelten Häufigkeiten der Nebenwirkungen etwas unter der Zahl, die laut Beipackzettel zu erwarten gewesen wären.

Allergien

Allergien gegen Inhaltsstoffe können Probleme bereiten, zum Beispiel die Hühnereiweißallergie. Viele Impfstoffe werden mithilfe von Hühnereiern hergestellt und Spuren davon können im Impfstoff noch enthalten sein. Allerdings ist eine Impfung meist trotzdem ungefährlich, betroffene Menschen sollten das jedoch unbedingt mit den Impfenden vorher besprechen.

Ohnmacht

Gelegentlich kommt es auch vor, dass Menschen nach einer Impfung ohnmächtig werden (Synkope). Dabei kommt es wahrscheinlich zu einem Blutdruckabfall, der durch eine Spritzenphobie – einer Angst vor Spritzen – ausgelöst werden kann.

Info

DRAMATISCHE FOLGEN EINER TUBERKULOSE-IMPFUNG

»Sonntagmorgen, den 6. Juli, ist unser lieber kleiner Günther nach achtwöchiger, schwerer Krankheit im Alter von 16 Wochen an den entsetzlichen Folgen der Calmette-Impfung gestorben. Mit größtem Schmerz beklagen wir den Tod unseres hoffnungsvollen Kindes, an dem Ärzte ohne unser Wissen einen gefährlichen Versuch vorgenommen haben.« So liest sich eine Anzeige aus dem Jahr 1930. Man wollte Vorreiter sein und verabreichte die neu entwickelte Impfung gegen Tuberkulose großflächig. Von über 250 geimpften Kindern erkrankten über 70 Kinder an Tuberkulose, manche starben – wie der kleine Günther. Bei der Herstellung waren menschliche Tuberkulosebakterien in die Impfung gelangt. Die Verantwortlichen hatten den Impfstoff vor dem Impfen nicht an Tieren ausprobiert – und die Verunreinigung blieb unbemerkt. Seit 1998 ist in Deutschland die Tuberkulose-Impfung nicht mehr empfohlen: Die Nutzen-Schaden-Abwägung stimmte nicht mehr. Tuberkulose war kaum noch ein Problem und die Impfung, obgleich erheblich verbessert, hatte doch zu viele Nebenwirkungen dafür, dass sie kaum mehr gebraucht wurde. Die modernen Kontrollmechanismen in der Arzneimittelsicherheit werden laufend verbessert und sorgen dafür, dass etwaige Verunreinigungen frühzeitig entdeckt werden.

Todesfälle

Bei zugelassenen Impfstoffen sind schwerwiegende Komplikationen sehr, sehr selten. Das Paul-Ehrlich-Institut untersucht die gemeldeten Verdachtsfälle von Impfkomplikationen und veröffentlicht die Ergebnisse regelmäßig. Im »Bulletin zur Arzneimittelsicherheit« werden die »schwerwiegenden Fälle« zum Teil einzeln erläutert.

Im Jahr 2016 wurde bei 15 Todesfällen der Verdacht einer Impfung als Todesursache (bei rund 40 Millionen Impfungen) gemeldet. Bei der Nachverfolgung der Todesfälle in dem Jahr zeigte sich eine ganz andere Tragik: »Fünf Kinder im Alter von drei Monaten bis fünf Jahren starben an den Folgen einer schwerwiegenden Infektion. Bei drei dieser Kinder wurde eine Infektion mit Pneumokokkenserotypen diagnostiziert, die nicht durch den verabreichten 13-valenten Pneumokokkenimpfstoff abgedeckt waren.« Diese Kinder sind somit nicht an einer Impfung gestorben, sondern an einer Erkrankung, für die es keine Impfung gab. Keiner der 15 gemeldeten Verdachtsfälle konnte nach Untersuchung durch das Paul-Ehrlich-Institut bestätigt werden.

Info

WAS IST EIN IMPFSCHADEN?

Ein Impfschaden wird im Infektionsschutzgesetz im § 2 Abs. 11 definiert als »gesundheitliche und wirtschaftliche Folge einer über das übliche Ausmaß einer Impfreaktion hinausgehenden gesundheitlichen Schädigung durch die Schutzimpfung; ein Impfschaden liegt auch vor, wenn mit vermehrungsfähigen Erregern geimpft wurde und eine andere als die geimpfte Person geschädigt wurde«.

Impfschäden

Impfschäden sind eine juristische Kategorie. Die Bewertung findet auf wissenschaftlicher Basis statt, doch spielen weitere Beweggründe eine Rolle. Da wir als Gesellschaft daran interessiert sind, dass sich viele Menschen impfen lassen, gibt es eine von der Gesellschaft getragene Kompensation, wenn ein Impfschaden durch eine offiziell empfohlene Impfung entstanden ist. Diese Art der Kompensation wurde weltweit zuerst in Deutschland eingeführt, als es darum ging, hohe Impfquoten zu erreichen, um die Pocken zu eliminieren.

Die Prüfung und Anerkennung von Impfschäden erfolgt durch Versorgungsämter, die in den Bundesländern unterschiedlich organisiert sind. Gerichtlich werden Impfschäden erst verhandelt, wenn die Antragstellenden und die Versorgungsämter sich nicht einig werden können. Im Infektionsschutzgesetz (IfSG) heißt es unter § 61 Gesundheitsschadensanerkennung:

»Zur Anerkennung eines Gesundheitsschadens als Folge einer Schädigung (...) genügt die Wahrscheinlichkeit des ursächlichen Zusammenhangs. Wenn diese Wahrscheinlichkeit nur deshalb nicht gegeben ist, weil über die Ursache des festgestellten Leidens in der medizinischen Wissenschaft Ungewissheit besteht, kann (...) der Gesundheitsschaden als Folge einer Schädigung (...) anerkannt werden.«

Das bedeutet auch, dass es vermutlich mehr anerkannte Impfschäden gibt, als tatsächlich durch Impfungen verursacht wurden. Gleichzeitig ist klar, dass Familien, die sich fragen, ob eine Impfung ihr Leid ausgelöst haben könnte, und sich um Anerkennung dessen bemühen, kein Interesse an solch akademischen Unterscheidungen haben.

In den Jahren von 2005 bis 2009 wurden 1036 Anträge auf Anerkennung eines Impfschadens gestellt, 169 Anträge wurden anerkannt. Damit sind jährlich im Mittel 0,041 Impfschäden pro 100.000 Einwohner aufgetreten, in den Neunzigerjahren waren es noch 0,05 pro 100.000

Einwohner – der Trend ist also rückläufig. Zu beachten ist hierbei natürlich, dass jeder Einwohner zahlreiche Impfungen erhält – und über alle Impfungen hinweg ist es eine sehr kleine Zahl. Betrachtet man die Zahlen von 1972 bis 1999, sind für fast 80 Prozent der anerkannten Impfkomplikationen Impfstoffe verantwortlich, die heute von der STIKO nicht mehr empfohlen werden: Pocken, Tuberkulose, der orale Polio-Impfstoff und der Ganzzell-Keuchhusten-Impfstoff.
Wer durch eine durch die STIKO empfohlene oder angeordnete Impfung einen nachweisbaren und bleibenden Schaden erleidet, dem steht ein Schadensersatz zu. Das sind wir alle den Betroffenen im Sinne des Gemeinschaftsschutzes schuldig.

Jeder Verdacht muss gemeldet werden

Symptome, die über das »übliche Maß« hinausgehen und die im Verdacht stehen, mit der Impfung zusammenzuhängen, aber auch eine andere Ursache haben können, sind mit Namen meldepflichtig. Ihre Ärztin oder Ihr Arzt oder auch Sie selbst können diesen Verdacht auf Nebenwirkung bei der zuständigen Behörde (Paul-Ehrlich-Institut) melden. Die Behörde nutzt all diese Informationen als eine Art Frühwarnsystem – so können möglicherweise bislang unbekannte Nebenwirkungen entdeckt werden oder auch Impfstoffe zurückgerufen werden, sollte zum Beispiel eine Verunreinigung vorliegen.
Das Paul-Ehrlich-Institut spricht von »Signalen«, wenn sich das Auftreten bestimmter Erkrankungen in der Bevölkerung – etwa nach Einführung einer Impfung – erhöht. Ein Beispiel ist ein nicht mehr erhältlicher Impfstoff gegen Rotaviren. Dieser war nur in den USA zugelassen und hatte bei bis zu sechs von 100.000 Säuglingen eine Darmkomplikation hervorgerufen. Ohne Impfstoff haben 33 bis 101 von 100.000 Säuglingen diese Komplikation. Die sechs Fälle fielen trotzdem auf, der Impfstoff wurde zurückgezogen.

IMPFMÜDIGKEIT

Die Auswertung von Daten deutscher Krankenkassen zeigt: Impfungen in Deutschland werden häufig später als empfohlen begonnen und oft nicht im empfohlenen Zeitschema abgeschlossen. Dadurch wurden nationale und internationale Impfziele bei keiner Impfung erreicht. Das Paradoxe dabei: Tatsächlich sind die Deutschen nicht grundsätzlich gegen das Impfen, auch das zeigen Untersuchungen. Nur wenige Impfungen werden ausgelassen, weil sich jemand bewusst dagegen entscheidet. Woran liegt es also, dass Impfungen nicht wahrgenommen werden, obwohl sie da sind?

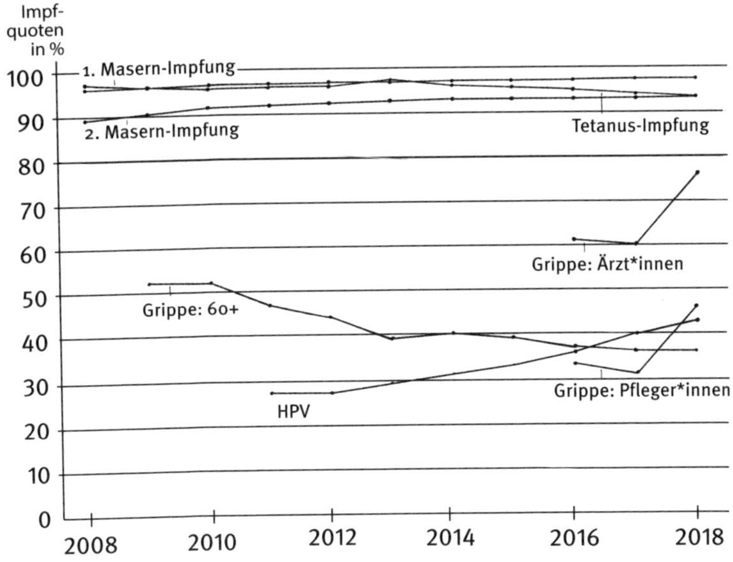

Bei Masern und Tetanus sind die Impfquoten höher als bei Grippe und HPV. Bei der zweiten Masernimpfung fehlen für den Gemeinschaftsschutz immer noch wichtige Prozentpunkte.
Quelle: https://www.rki.de/DE/Content/Infekt/Impfen/Impfstatus/impfstatus_node.html

Wie viele Menschen geimpft sind

Was glauben Sie: Wie viel Prozent der Einjährigen weltweit haben wenigstens ein paar Impfungen erhalten? In Japan glauben die Menschen, dass 18 Prozent der Einjährigen weltweit wenigstens ein paar Impfungen erhalten haben. Im Senegal denken sie: 67 Prozent. Das war die höchste Schätzung in der Befragung, die 2017 durchgeführt wurde. Deutsche gehen davon aus, dass 31 Prozent der Einjährigen wenigstens ein paar Impfungen bekommen. Tatsächlich sind es aber fast 86 Prozent! Die Impfquoten variieren allerdings von Impfung zu Impfung. Weltweit ist die Durchimpfung seit 1980 deutlich gestiegen. Mehr als acht von zehn einjährigen Kindern haben wichtige Impfungen gegen Masern, Polio oder Hepatitis B erhalten.
Seit ein paar Jahren werden in Deutschland die Krankenkassendaten zu Impfungen ausgewertet. Damit sind rund 90 Prozent der Bevölkerung erfasst. Das wird ergänzt mit Daten, die zum Schuleingang erhoben werden. Die Analysen zeigten bei fast allen Impfungen die gleichen Defizite auf: Die Impfungen begannen später als empfohlen und wurden oft nicht im empfohlenen Zeitschema abgeschlossen. Bis zur Einschulung sind fehlende Impfungen von Kindern jedoch überwiegend gut umgesetzt worden. Im Übrigen gibt es große regionale Unterschiede, wo und wie häufig geimpft wird. Die Quote für die Impfung gegen das Rotavirus etwa unterscheidet sich zwischen unterschiedlichen Regionen in Deutschland um 23 Prozentpunkte.

Warum nicht alle geimpft sind

Laut Weltgesundheitsorganisation ist Impfmüdigkeit unter den Top Ten der weltweiten Gesundheitsgefahren. In Deutschland gibt es insbesondere bei Keuchhusten und der Impfung gegen Gebärmutterhalskrebs Impflücken. Trotzdem ist Deutschland kein Land der Impfgeg-

Info

IMPFLÜCKEN IN DEUTSCHLAND

Einen Anstieg der Impfquoten für alle Altersgruppen verzeichneten fast nur die Impfungen, die erst in den letzten zehn bis gut 15 Jahren in den Impfkalender der Säuglinge aufgenommen wurden: die Impfungen gegen Windpocken, Pneumokokken, Meningokokken C und Rotaviren. Einen leichten Anstieg gab es bei der Masern-Mumps-Röteln-Impfung in den letzten zehn Jahren, insbesondere bei der zweiten Impfdosis. Jedoch wird auch gegen Masern zu spät und insgesamt noch zu wenig geimpft, um den nötigen Gemeinschaftsschutz zu erreichen. 2020 waren in der Gruppe der bis zu Sechsjährigen rund 35.000 Kinder gänzlich ohne Masern-Impfung. Bei den Masern-Ausbrüchen der letzten Jahre waren zunehmend Erwachsene betroffen. Auch die Quote der HPV-Impfung bei Jugendlichen, die vor Krebs schützen kann, ist viel zu niedrig. Von den älteren Menschen lassen sich viel zu wenige gegen Grippe und Pneumokokken impfen. In der EU haben sich die Länder darauf geeinigt, dass drei Viertel der über 60-Jährigen gegen Grippe geimpft sein sollen. In keinem deutschen Bundesland wird diese Zahl erreicht.

ner: Nur drei bis fünf Prozent der Bevölkerung lehnen Impfen eher oder stark ab. Auf die Frage »Wie ist Ihre Einstellung zu Impfungen?« antworten seit 2012 immer mehr Leute mit »befürwortend«. Der Anteil der Menschen, die Impfen eher oder stark ablehnen, schrumpft.

Wie groß ist das Vertrauen?

Fehlendes Vertrauen kann dazu führen, dass Impfungen ausgelassen oder verschoben werden. 62 Prozent der Deutschen geben an, vollstes Vertrauen in die Sicherheit von Impfungen zu haben. Das zeigen die Daten der Infektionsschutzstudie aus dem Jahr 2018.

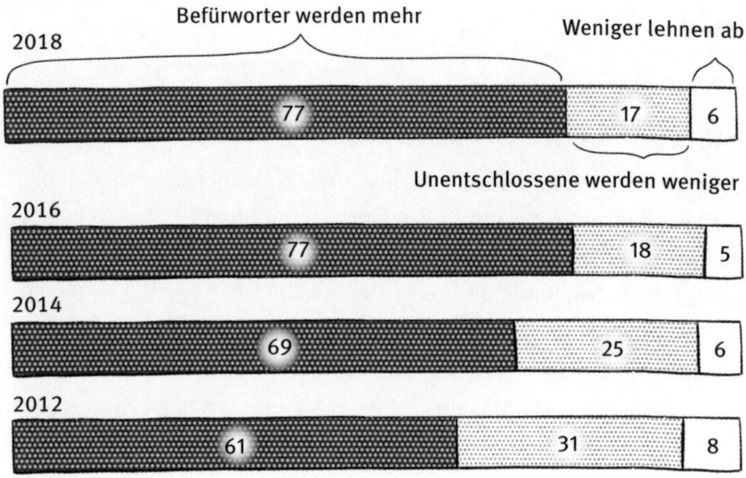

Die Zahl der Menschen, die Impfen ablehnen oder unsicher sind, ist über die Jahre zurückgegangen, die Zahl der Impfbefürworter hat zugenommen.
Quelle: Horstkötter et al. (2019): Einstellungen, Wissen und Verhalten von Erwachsenen und Eltern gegenüber Impfungen. BZgA-Forschungsbericht. Köln: Bundeszentrale für gesundheitliche Aufklärung.

Tipp: Wenn Sie Fragen rund um die Sicherheit von Impfungen haben, sprechen Sie mit Ihrer Ärztin oder Ihrem Arzt darüber. Schon eine kurze Internetsuche kann zu Unsicherheit führen. Informationen dazu finden Sie auch auf Seite 143.

Ist Impfen überflüssig?

Für rund vier Prozent der Deutschen gilt: Weil die Krankheiten, gegen die geimpft wird, selten oder nie vorkommen, ist das Impfen weniger wichtig oder überflüssig.
Tipp: Informieren Sie sich über die Erkrankungen, gegen die geimpft werden kann (siehe Seite 19 ff.). Auch wenn sie hierzulande vielleicht gerade wenig auftreten, können sie jederzeit aus anderen Ländern eingeschleppt werden.

Geht es nicht auch einfacher?

Eine Impfung zu erhalten, ist oft nicht einfach genug; sie geht im Alltagsstress unter oder wird schlicht vergessen. Dies sagen rund zwölf Prozent der deutschen Bevölkerung.

Tipp: Laden Sie sich eine App auf Ihr Handy, die Sie an das Impfen erinnert. Fragen Sie bei Ihrem Arzt oder Ihrer Ärztin nach, ob sie Sie an fällige Impfungen erinnern können. Viele Ärzte bieten dies an. Wenn im Alltag etwas dazwischenkommt und Sie einen Impftermin absagen müssen, machen Sie gleich einen Nachholtermin aus.

Info

WAS BEDEUTET »IMPFGEGNER«?

Einige Menschen, die Impfungen kritisieren, würden sich selbst nicht als Impfgegner bezeichnen. Einige kritisieren nur Aspekte einzelner Impfungen, andere lehnen Impfungen pauschal ab. Das Spektrum reicht bis hin zu Menschen, die der Ansicht sind, es gäbe keine krank machenden Keime. Viele derjenigen, die als Impfgegner bezeichnet werden, würden sich selbst eher Impfskeptiker nennen. In diesem Buch benutzen wir das Wort »Impfgegner«, wenn mit Argumenten, die wissenschaftlich nicht haltbar sind, der gängige medizinische Standard und die Empfehlungen der Ständigen Impfkommission kritisiert werden. Hinzu kommt, dass sich Impfgegner nicht durch wissenschaftliche Belege umstimmen lassen. Das ist eine sehr breit gefasste Definition, die diese Gruppe undifferenziert darstellt. Für dieses Buch halten wir es jedoch für eine hilfreiche Verkürzung. Oft wollen Impfgegner dasselbe wie Menschen, die Impfen befürworten: die Gesundheit ihrer Kinder schützen.

Welchen Informationen kann man glauben?

Wer nach dem Begriff Impfen googelt, verliert sich schnell im Informationsdschungel und weiß nicht mehr, wem und was man glauben soll. Viele folgen der Empfehlung der STIKO (siehe Seite 74 ff.) oder der des Arztes oder der Ärztin. Aber fast 70 Prozent geben an, tief in die Materie einzutauchen, um einzelne Impfempfehlungen nachzuvollziehen. Das ist vielleicht möglich, wenn man den entsprechenden wissenschaftlichen Hintergrund hat. Doch viele der Studien sind komplex, die Methoden für Laien nur schwer zu bewerten. Manchmal führen unterschiedliche Studien auch zu gegenteiligen Ergebnissen. Dies kann zu Unsicherheit führen. Tatsächlich zeigen Studien, dass Personen, die Risiken und Nutzen besonders stark abwägen, auch eher kritisch gegenüber Impfungen sind. Ob das vom vielen Lesen kommt oder umgekehrt der kritische Geist mehr liest, lässt sich hier nicht sagen. Tatsache ist jedoch: Wer viel sucht, der findet viel und nicht alles ist gut.

Tipp: Wählen Sie Ihre Informationsquellen sorgfältig aus. Sowohl auf dem Buchmarkt als auch im Internet gibt es hervorragende und irreführende Literatur. Wie Sie gute von schlechten Informationen unterscheiden können, erfahren Sie auf Seite 143.

Kommt es auf Einzelne an?

Wenn alle geimpft sind, brauche ich mich nicht auch noch impfen zu lassen, sagen etwa drei Prozent der deutschen Bevölkerung und outen sich damit als klassische Trittbrettfahrer.

Tipp: Dass Impfen auch etwas ist, was zum Wohle aller beiträgt, wird unserer Erfahrung nach eher selten diskutiert. Studien zeigen, dass das Wissen um den Gemeinschaftsschutz (siehe Seite 13) dazu führen kann, dass man positiver über Impfen nachdenkt. Probieren Sie doch mal aus, wie sich das in einer impfkritischen Diskussion auswirkt!

Das Impfnetz

Hier können Sie nochmals für sich überlegen: Wie ist Ihre Sicht auf das Impfen – und die Ihres Partners oder Ihrer Partnerin? Nutzen Sie dies als Anregung zum Gespräch: Wo stimmen Sie überein, wo weichen Sie voneinander ab? Für große Differenzen (zum Beispiel in der Partnerschaft) gibt es Tipps für heikle Gespräche auf Seite 146 ff.

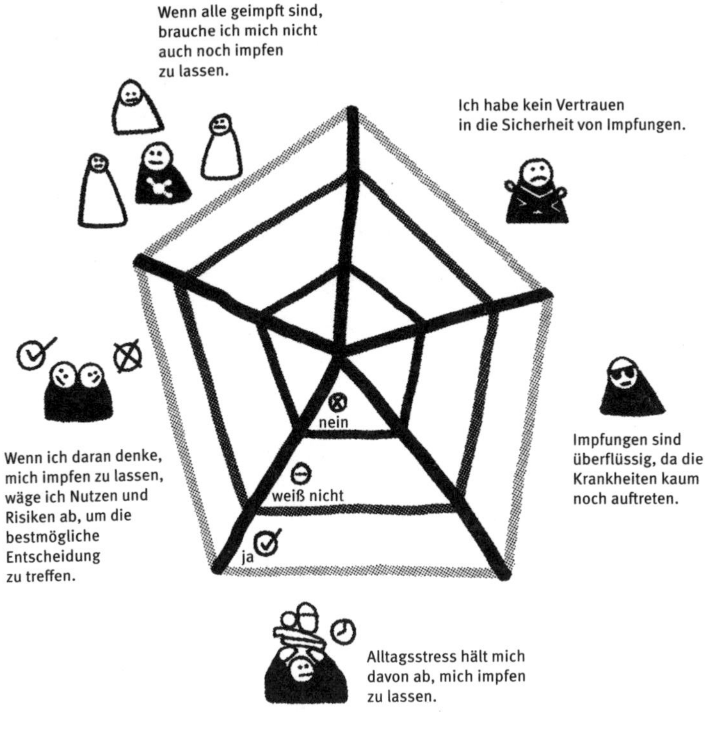

Zeichnen Sie Ihren Standpunkt zum Impfen in das Impfnetz ein. Je mehr Sie der jeweiligen Aussage am Rand zustimmen, desto weiter außen kreuzen Sie an.

WER IST DIE STIKO?

Die Ständige Impfkommission (STIKO) ist ein unabhängiges Expertengremium des Robert Koch-Instituts. Zwölf bis 18 Frauen und Männer sind in der STIKO, sie kommen aus verschiedenen Disziplinen von Wissenschaft und Forschung, aus dem Bereich des öffentlichen Gesundheitsdienstes und der niedergelassenen Ärzteschaft. Nach einem streng regulierten Prozess gibt die STIKO Empfehlungen aus, welche Impfungen für wen sinnvoll sind und wann diese am besten durchgeführt werden. Die STIKO trifft diese Entscheidungen auf Basis der evidenzbasierten Medizin. Die Empfehlungen der STIKO gelten für Deutschland. Während für die Zulassung einer Impfung, deren Wirksamkeit, deren Unbedenklichkeit und pharmazeutische Qualität das Paul-Ehrlich-Institut zuständig ist, analysiert die STIKO neben dem individuellen Nutzen-Risiko-Verhältnis auch, wie Krankheiten innerhalb der Bevölkerung in Deutschland auftreten und sich verteilen könnten. STIKO-Empfehlungen gelten als medizinischer Standard.

Info

WAS BEDEUTET EVIDENZBASIERT?

Evidenzbasiert bedeutet »auf Beweisen beruhend«: Grundlage ist also stets der aktuelle Stand der Forschung. Dazu veröffentlichen weltweit Forscherteams Studien, die die Wirksamkeit und Sicherheit von Impfungen, die optimale Anzahl und Zeitpunkte der einzelnen Impfungen, die Dauer der Immunität und anderes untersuchen. Für die Erstellung der Empfehlungen und ihre Aktualisierung werden ausschließlich wissenschaftlich anerkannte Quellen verwendet.

Extra

INTERVIEW MIT DEM STIKO-VORSITZENDEN

Thomas Mertens ist Arzt und Virologe im Ruhestand – und Vorsitzender der Ständigen Impfkommission (STIKO). Wir haben ihn zu den Empfehlungen der STIKO befragt.

Die Empfehlungen der STIKO kennt beinahe jeder. Doch wie landen die verschiedenen Impfungen eigentlich in dieser Liste?

Thomas Mertens: Zunächst werden in einer großen Runde die Fragen definiert, um sich für oder gegen eine Impfempfehlung zu entscheiden. Eine Arbeitsgruppe prüft danach, welche Daten – etwa zu Wirksamkeit oder Nebenwirkungen – relevant sind. Es werden alle einschlägigen Studien und Analysen in Datenbanken gesucht, analysiert und zusammengefasst. Das alles geschieht nach einer vorgeschriebenen, veröffentlichten Methodik.

Und wie geht es weiter?

Mertens: Am Ende haben wir sozusagen eine große Tabelle, in der alle diese Studien aufgezeichnet werden: mit ihren Ergebnissen und auch mit ihren möglichen Einschränkungen oder Stärken. Aus diesen Tabellen wird dann am Ende herausgefiltert, was die Antwort zu der jeweiligen Frage ist. Nun muss man natürlich zugeben, dass es in manchen Fällen auch Lücken gibt. Insofern muss die STIKO dann auch überlegen, wie viel fehlende Evidenz sie für vertretbar hält. Heutzutage ist es außerdem Standard, dass Mathematiker und Statistiker in einem Programm Fakten und Daten zusammenstellen, sodass man überprüfen kann, wie sich der Effekt einer Impfung verändert, wenn man einzelne Faktoren ändert.

Können Sie ein Beispiel geben?

Mertens: Es gibt zum Beispiel eine große Modellierung zur Frage, welchen Effekt die Windpocken-Impfung der Kinder auf das Auftreten des Zoster, der Zweiterkrankung des Windpockenvirus, in älteren Jahrgängen hat. Mit der Modellierung lässt sich beleuchten, wie sich eine Impfung auf Immunität in der Bevölkerung auswirkt. Oder ermitteln, welche Effekte eine Impfempfehlung von 2020 in zehn oder 20 Jahren haben wird. Es geht nicht nur darum, heute eine Impfempfehlung zu machen, sondern mitzudenken, was die mögliche Langzeitauswirkung in fünfzig oder sogar bis zu hundert Jahren ist.

Wie läuft die Arbeit ganz praktisch ab?

Mertens: Eine Arbeitsgruppe aus zehn bis 15 Leuten bereitet erst mal alles vor. Sie beschäftigen sich das ganze Jahr mit diesen Fragen, per Telefonkonferenz und in persönlichen Meetings. Große Treffen finden drei- bis fünfmal im Jahr statt. Und die gesamte STIKO trifft sich normalerweise dreimal im Jahr. Auf dieser Basis werden auch Entscheidungen gefällt im Hinblick auch die Frage, ob die Daten jetzt ausreichen, ob man noch zusätzliche Daten braucht. Am Ende wird ein Entwurf einer Impfempfehlung formuliert. Der kursiert dann noch mal bei den STIKO-Mitgliedern. Jeder ist aufgerufen, Änderungsvorschläge oder Ergänzungen einzubringen. Dann wird das in der gesamten STIKO nochmals diskutiert. Danach geht ein solcher Entwurf in das Stellungnahmeverfahren. Hier sind einzelne Fachgesellschaften aufgerufen, genauso die Gesundheitsbehörden der Länder oder der Gemeinsame Bundesausschuss.

Und dann gilt die Empfehlung?

Mertens: Der Empfehlungsentwurf wird den Fachgremien nochmals vorgestellt und die geben ihre Stellungnahme ab. Das geht von vollständigem Einverständnis bis hin zu Anmerkungen oder Kritik. Die STIKO geht diese ganzen aus den Stellungnahmeverfahren eingegangenen Wünsche durch. Im Extremfall kann das dazu führen, dass eine Empfehlung noch einmal zeitlich zurückgestellt wird und eine weitere Datenerhebung erfolgen muss.

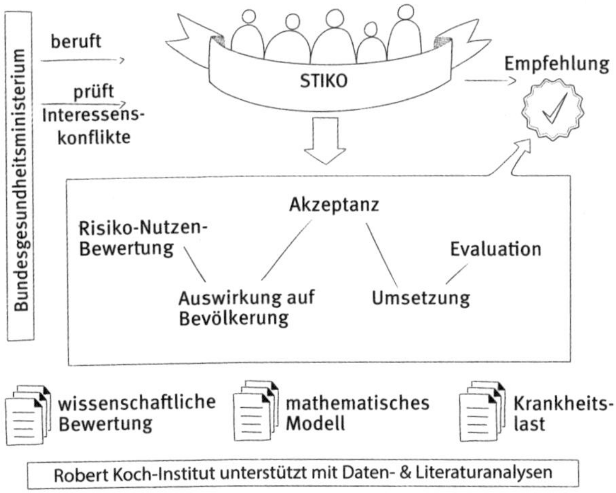

Die STIKO wird vom Bundesgesundheitsministerium berufen und vom Robert Koch Institut in ihrer unabhängigen Arbeit unterstützt. Am Ende der Arbeit steht eine Impfempfehlung – oder eben nicht. Quelle: www.stiko.de

Sind nicht empfohlene Impfungen gefährlich?

Nein, sonst wären sie nicht von der Zulassungsbehörde zugelassen. Wenn eine Impfung nicht empfohlen ist, kann das mehrere Gründe haben: Die STIKO kam noch nicht dazu, sich damit zu beschäftigen. Da sie evidenzbasiert arbeitet und das sehr aufwendig ist, kann nicht alles gleichzeitig entschieden werden. Oder: Es liegen aus Sicht der STIKO noch nicht ausreichend Daten vor, sodass sie noch keine Entscheidung treffen kann oder will. Das ist der Vor- und gleichzeitig Nachteil der Evidenzbasierung: Um auf der Grundlage von Daten zu entscheiden, muss es diese erst mal geben, und zwar in ausreichender Menge und Qualität.

Oder: Die STIKO spricht sich gegen eine Impfung als Standardimpfung aus: Diese Impfungen sind dann nur für bestimmte Gruppen relevant oder nur bei bestimmten erhöhten Risiken.

Andere Länder, andere Sitten

Die Impfempfehlungen der STIKO gelten in Deutschland als medizinischer Standard – auch vor Gericht (siehe Seite 145 f.). Warum gibt es dann in anderen Ländern ganz andere Impfempfehlungen? In den meisten Ländern gibt es unabhängige Kommissionen, die die Impfempfehlungen erarbeiten – wie in Deutschland die STIKO. Die Exper-

Info

RÖTELN IN POLEN

Gegen Röteln wurden lange nur Mädchen und Frauen geimpft – denn wenn eine Frau in den ersten drei Monaten der Schwangerschaft Röteln bekommt, ist es nahezu sicher, dass ihr Kind mit schweren Schädigungen auf die Welt kommt. Doch dann kam es in einigen Ländern zu größeren Ausbrüchen, etwa 2013 in Polen. Insgesamt erkrankten dort mehr als 21.000 Menschen an Röteln, über 80 Prozent davon waren Männer zwischen 15 und 29 Jahren. Die Röteln verbreiteten sich rasend schnell und erwischten auch ungeimpfte Frauen. Wie kam es zu diesem Ausbruch? Seit 1989 wurden nur jugendliche Mädchen geimpft, ab 2004 wurde die Empfehlung geändert und sowohl Mädchen als auch Jungen geimpft. Wer also 2013, im Jahr des Ausbruchs, männlich und neun Jahre oder älter war, war ziemlich sicher nicht gegen Röteln geimpft und konnte die Krankheit weiterverbreiten. Und weil auch nicht alle Mädchen geimpft waren, kamen während dieser Epidemie dann tatsächlich auch zwei Babys mit schweren Schädigungen auf die Welt. Im Vergleich dazu: In Deutschland werden seit 1991 Jungen und Mädchen gegen Röteln geimpft. Mittlerweile sind 93 Prozent der Schulanfänger zweimal gegen Röteln geimpft, die Fälle sind stark rückläufig.

tengruppen arbeiten nach Regeln, die die Weltgesundheitsorganisation mit den Ländern abgestimmt hat. Hierbei ist ein wichtiges Kriterium, dass die Empfehlungen an die spezifischen Bedürfnisse des jeweiligen Landes angepasst werden. Ist genug Geld da, das Impfprogramm zu finanzieren? Gibt es ausreichend Impfstoff, wenn eine neue Empfehlung ausgesprochen wird? Ist die Krankheit in dem Land überhaupt ein größeres Problem, sodass der Aufwand und die Kosten für die Empfehlung gerechtfertigt sind? Gibt es Vorsorgeuntersuchungen, mit denen die Impftermine verzahnt werden können, und in welchem Alter finden sie statt?

Die Windpocken-Impfung ist zum Beispiel in nur etwa der Hälfte der EU-Länder empfohlen, zumeist nur für Risikogruppen. Der Hauptgrund sind die hohen Kosten der Impfung und der vergleichsweise harmlose Verlauf bei Kindern. Aus eigener Erfahrung können wir jedoch berichten, dass Windpocken äußerst unangenehm sind. Und wer die Krankheit nicht als Kind, sondern als Erwachsener durchmacht, für den kann der Verlauf sehr viel schwerwiegender sein.

Große Unterschiede gibt es auch bei den Impfprogrammen für Erwachsene: In einigen Ländern wie etwa Österreich müssen die Impfungen aus eigener Tasche bezahlt werden. In vielen Ländern gibt es teilweise auch Pflichtimpfungen, die wir hier nicht haben. So ist es in Frankreich verpflichtend, sich gegen Diphterie, Tetanus und Polio impfen zu lassen; dies wurde kürzlich noch ausgeweitet und umfasst jetzt acht weitere Impfungen inklusive Masern. Interessanterweise ist es nicht so, dass die Impfquoten für die verpflichtenden Impfungen immer höher sind, wenn eine Impfpflicht herrscht – es gibt immer Wege, diese zu umgehen. So ist die Impfpflicht eben kein Mittel, um die Impfraten sicher zu erhöhen.

Zusammenfassend kann man sagen, dass Empfehlungen in den verschiedenen Ländern immer sowohl international bestes Wissen als auch nationale Situationen und Bedürfnisse in den Blick nehmen.

DIE MASERN-IMPFPFLICHT

Vor 50 Jahren wurde die Impfung gegen Masern eingeführt. Seitdem tritt die Erkrankung sehr viel seltener auf. Dennoch bleibt es dabei: Wer nicht immun ist und mit den Viren in Kontakt kommt, wird mit großer Wahrscheinlichkeit auch an Masern erkranken. Masern sind sehr ansteckend, sie werden leicht von Mensch zu Mensch übertragen, etwa durch Sprechen, Husten oder Niesen, es handelt sich um eine Tröpfcheninfektion.

In Deutschland ist die Häufigkeit der Masern durch die Impfung im Vergleich zu früher bedeutend zurückgegangen. Da aber immer noch nicht ausreichend viele Menschen einen Schutz gegen Masern haben und eine große Zahl von Kindern, Jugendlichen und jungen Erwachsenen nicht rechtzeitig durch Impfungen geschützt sind, können die Masern weiter zirkulieren und immer wieder zu zeitlich begrenzten Ausbrüchen führen.

Masern kann man ausrotten

Deutschland hat sich zusammen mit den anderen Mitgliedsstaaten der Weltgesundheitsorganisation (WHO) verpflichtet, bis 2020 Masern und Röteln zu eliminieren. Nach der Definition der WHO ist dies erreicht, wenn in einem Land für mindestens 36 Monate keine Erkrankung mehr aufgetreten ist. Neben Deutschland unterstützen auch alle anderen 52 Mitgliedsstaaten der WHO-Region Europa das Ziel, Röteln und Masern durch Impfprogramme zu eliminieren. Amerika hat dies bereits geschafft.

Bei der Bekämpfung der Masern wurden durch breit angelegte Impfprogramme weltweit bedeutende Fortschritte erzielt. 2000 bis 2018 sank nach Angaben der WHO die Zahl der Masern-Todesfälle um 73 Prozent von 536.000 auf 142.000. Im gleichen Zeitraum verhin-

Info

MASERN SIND EINE SCHWERWIEGENDE ERKRANKUNG

Zu Beginn ähnelt die Erkrankung einer Grippe mit hohem Fieber, Husten und Schnupfen. Erst ein paar Tage später zeigt sich dann der für Masern typische Hautausschlag – viele kleine rote Tupfen.
Ungefähr zwei Drittel aller Masernerkrankungen verlaufen unkompliziert. Ein Drittel der Patienten muss sich jedoch mit schmerzhaften Mittelohrentzündungen, Lungenentzündungen oder Gehirnentzündungen auseinandersetzen.
Mehr als die Hälfte aller Masernfälle in Deutschland betreffen heute Jugendliche und Erwachsene bis etwa Mitte 40.
Etwa 10 von 10.000 Menschen mit Masern bekommen eine Gehirnentzündung. Ein bis zwei von ihnen sterben daran.
In einem gut entwickelten Gesundheitssystem geht man laut Robert Koch-Institut insgesamt von einem Todesfall unter 1000 an Masern erkrankten Kindern aus. In Staaten ohne gut entwickeltes Gesundheitssystem liegt die Todesrate höher.
Bei zwei bis drei Betroffenen bleiben schwere Folgeschäden wie geistige Behinderungen und Lähmungen zurück.
Sehr selten kann einige Jahre nach einer Masernerkrankung bei etwa vier bis elf von 100.000 Masernfällen eine sogenannte SSPE (subakute sklerosierende Panenzephalitis) auftreten. Diese schleichende Zerstörung der Zellen des Gehirns verläuft immer tödlich. Wenn Kinder unter fünf Jahren an Masern erkranken, sind sie besonders gefährdet.
Das Masernvirus schwächt das Immunsystem nachhaltig und tötet bestimmte Immunzellen, die sich bislang bereits als Schutz vor anderen Erkrankungen gebildet hatten. Das heißt, nach einer Masernerkrankung ist ein Mensch tatsächlich anfälliger für weitere Infektionskrankheiten. Diese Gefahr ist erst in den letzten Jahren in die Bewertung von Masern eingeflossen.

derten Masern-Schutzimpfungen rund 23,2 Millionen Todesfälle. Damit die Masern eliminiert werden können, müssen 95 Prozent gegen Masern immun sein. Da die Impfung gegen Masern in den Siebzigerjahren eingeführt wurde, hatten die meisten Leute, die vorher geboren wurden, Masern – denn es ist so ansteckend, dass es quasi alle als Kinder hatten und diese jetzt immun sind. Jeder, der nach 1970 geboren wurde, sollte zweimal gegen Masern geimpft sein.
In Deutschland gibt es besonders bei jungen Erwachsenen Impflücken, bei Masernausbrüchen waren sie auch besonders stark betroffen. Wenn Sie jünger als 50 sind, überprüfen Sie, ob Sie zweimal gegen Masern geimpft sind. Die Impfung darf jeder Arzt durchführen – für Eltern ist der Besuch beim Kinderarzt daher auch ein guter Moment, den Impfpass checken und den Impfschutz vervollständigen zu lassen.

Warum muss zweimal geimpft werden?

Nicht alle Menschen entwickeln nach einer Masern-Schutzimpfung einen ausreichenden Schutz gegen die Erkrankung. Etwa acht Prozent sind nach der ersten Impfung nicht immun gegen Masern.
Das wiederum kann verschiedene Gründe haben: So können Impfalter, Vorliegen von mütterlichen Antikörpern bei Säuglingen, Mangelernährung, begleitende Infektionen, genetische Faktoren und vieles mehr die Immunantwort des Geimpften beeinflussen. Die Impfeffektivität einer zweiten Masern-Impfung liegt in Deutschland in der Regel bei 98 bis 99 Prozent. Das heißt, dass nach einer zweiten Impfung fast alle Geimpften gegen Masern geschützt sind. Die zweite Impfung verhilft den Personen, die nach der ersten Impfung noch nicht immun waren, zu einem Schutz vor der Erkrankung.
Da eine zweite Impfung für die bereits Immunen keine Nachteile hat, wäre der Aufwand, mit einer Blutentnahme Antikörper zu überprüfen und ausschließlich die acht Prozent zu impfen, ungleich größer, als alle ein zweites Mal zu impfen. Außerdem können Antikörper-Untersu-

Extra

INTERVIEW MIT EINER SEUCHENDETEKTIVIN

Annette Mankertz ist Detektivin – Seuchendetektivin. Sie leitet das Nationale Referenzzentrum für Masern, Mumps und Röteln.

Sie untersuchen die Reisewege eines Virus. Warum?

Annette Mankertz: Masernfälle sehen von den Symptomen her überall gleich aus. Um dennoch zu verstehen, welche Fälle miteinander in Verbindung stehen, bekommen wir aus den Arztpraxen Abstrichproben. Wir untersuchen das Virusgenom und können so die Reise von Viren durch das Land und die ganze Welt nachverfolgen.

Haben Sie ein Beispiel?

Mankertz: Vor zehn Jahren wurde ein Londoner in Hamburg krank. Es war Weihnachten, alle Arztpraxen waren zu, er ist also ins Krankenhaus gegangen und hat da Stunden in der Notaufnahme verbracht. Das ist insofern problematisch, weil es so ähnlich ist wie bei Corona: Man ist schon ansteckend, bevor man Symptome entwickelt. Es haben sich fünf andere Personen in der Notaufnahme angesteckt.

Und damit war nicht Schluss?

Mankertz: Genau. Es hat sich dann ein Ausbruch entwickelt, der einige Hundert Fälle in Hamburg und den umliegenden Bundesländern ausgelöst hat. Dann wurde das Masernvirus in eine Gruppe von Roma eingeschleppt. In dem Camp gab es in der Folge über hundert Fälle. Ein Besucher aus Bulgarien hat sich dort angesteckt.

Und der hat das Masernvirus mit nach Bulgarien genommen?

Mankertz: Exakt. In der Folge hat sich in Bulgarien ein Ausbruch entwickelt, der mehr als 24.000 Fälle und leider auch 24 Todesfälle umfasste. Im Labor haben wir das molekular weiterverfolgt und sahen, dass das Virus auch wieder nach Deutschland reimportiert wurde. Man sieht sich eben immer zweimal im Leben.

chungen auch fälschlicherweise anzeigen, dass keine Antikörper vorhanden sind. Und letztlich: Eine zweite Dosis ist auch für die Mumps-Impfung wichtig, und die ist in der Masern-Mumps-Röteln-Impfung auch enthalten.

Was die Impfpflicht bedeutet

Da Masern so ansteckend und gefährlich sind und die Impfquoten trotz allem aber zu niedrig, gilt seit dem 1. März 2020 in Deutschland eine gesetzliche Impfpflicht gegen Masern. »Ich will die Masern ausrotten. Aber dafür müssen nicht 93, sondern mindestens 95 Prozent zwei Masern-Impfungen haben«, sagte Bundesgesundheitsminister Jens Spahn, CDU. »Diese Quote erreichen wir trotz aller Kampagnen und guten Appelle einfach nicht. Impfen ist eine der größten Errungenschaften der Menschheit. Wir haben Infektionskrankheiten quasi ausgerottet, die in früheren Generationen viele Millionen Menschen dahingerafft haben.« Auf der Seite www.masernschutz.de werden viele Fragen zum Gesetz beantwortet.

Das Masernschutzgesetz sieht unter anderem vor, dass alle Kinder und Jugendlichen, die Gemeinschaftseinrichtungen wie eine Kindertageseinrichtung oder einen Hort, bestimmte Formen der Kindertagespflege oder die Schule besuchen, einen ausreichenden Schutz vor Masern nachweisen müssen. Dies gilt auch für Kinder, die bereits vier Wochen in einem Kinderheim betreut werden, sowie alle nach 1970 Geborenen, die in einer Gemeinschaftsunterkunft für Asylbewerber und Geflüchtete untergebracht sind. Als Erwachsener gilt diese Pflicht für Sie, wenn Sie in Gemeinschaftseinrichtungen oder medizinischen Einrichtungen beschäftigt und nach 1970 geboren sind. Erwachsene, die sich weigern, die Impfung nachzuweisen oder eine fehlende Impfung nachzuholen, müssen mit einem Tätigkeitsverbot rechnen und Kinder dürfen ohne Impfung nicht mehr gemeinsam mit anderen betreut werden.

Die Schulpflicht gilt allerdings als höherwertig: Schule muss sein. Wer also hier die Impfung endgültig verweigert, kann zur Kasse gebeten werden, auch mehrmals. Die zuständigen Behörden entscheiden selbst, ob sie für die Ordnungswidrigkeit Strafen verhängen wollen.
Die Impfpflicht ist ausgesetzt für alle, die nachweisen, dass eine medizinische Kontraindikation vorliegt, also eine medizinische Situation, in der die Masern-Impfung nicht gut vertragen würde (siehe Seite 43 f.). Wer solche Dokumente fälscht und erwischt wird – egal ob Arzt oder Patient –, muss mit einer Strafe rechnen. Eine Zwangsimpfung gibt es übrigens nicht.
Die Entscheidung über die Einführung der Impfpflicht war stark umstritten. Man kann sich fragen, ob zuvor wirklich alles versucht wurde, um Impfquoten zu erhöhen. Oft vergisst man eine zweite Impfung – oder weiß nicht, wie wichtig sie ist (siehe Seite 82 f.). Flächendeckende Erinnerungssysteme wären vielleicht auch eine gute Lösung gewesen. Viele Masern-Erkrankte der letzten Jahre waren Erwachsene – sie werden kaum durch die Pflicht erreicht. Und die Akzeptanz ist vor allem unter denen, die Impfen eher oder ganz ablehnen oder sich in ihrer Entscheidungsfreiheit eingeschränkt fühlen, auch eher niedrig: Bundesweit klagten Verbände und Familien und Eltern, die ihre Kinder nicht impfen lassen wollen, aber das Recht auf die Kita-Tagesbetreuung fordern, gegen das Gesetz. Doch das Bundesverfassungsgericht lehnte die Eilanträge ab – die zuständige Kammer des Verfassungsgerichts tat dies »nach einer Abwägung der Folgen bei einer Annahme oder Abweisung der Klagen«. Bei einem Erfolg der Anträge wären »grundrechtlich geschützte Interessen einer großen Anzahl Dritter von hohem Gewicht betroffen«, erklärte das Gericht.
In zehn EU-Staaten ist eine Impfung gegen Masern ebenfalls Pflicht – und was Pflichtimpfungen angeht, ist Deutschland bislang relativ zurückhaltend. Im Vergleich europäischer Länder sieht man, dass viele Länder sehr viel strenger mit dem Thema umgehen.

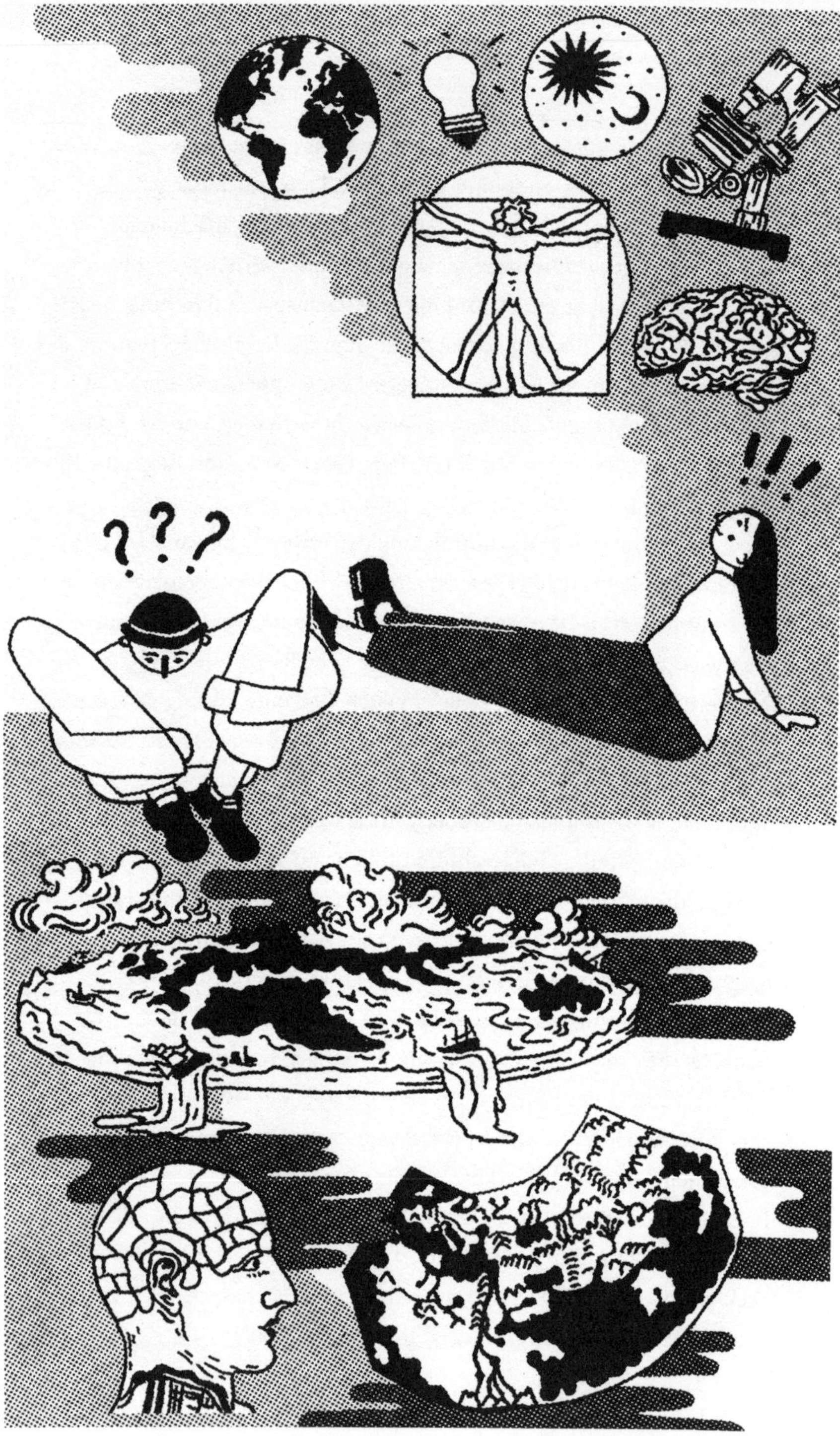

Der Mythen-Kompass

Seit es Impfungen gibt, sind viele Fehlinformationen über sie im Umlauf. Als in Europa und den USA zum Beispiel erstmals gegen die Pocken geimpft wurde, hatten einige Menschen Angst, dass sie Krankheiten von Kühen bekommen könnten, weil der Impfstoff aus Kuhpocken gewonnen wurde. Diese Angst gibt es nicht mehr, an ihre Stelle sind andere Missverständnisse getreten.
Bevor Sie weiterlesen, entscheiden Sie, ob die folgenden Aussagen Ihrer Einschätzung nach zutreffen, nicht zutreffen oder ob Sie es nicht wissen. Die richtigen Antworten finden Sie auf der nächsten Seite.

1. Die Dosierungen der in Impfstoffen enthaltenen Zusatzstoffe sind für den Menschen nicht gefährlich.
2. Krankheiten wie Autismus, Multiple Sklerose und Diabetes können durch Impfungen ausgelöst werden.
3. Impfungen fördern Allergien.
4. Impfungen sind überflüssig, da die Krankheiten zum Beispiel mit Antibiotika behandelt werden können.
5. Ohne breite Impfprogramme hätten wir noch immer die Pocken.
6. Die Wirksamkeit von Impfungen ist belegt.
7. Kinder wären resistenter, würde man sie nicht immer gegen alle Krankheiten impfen.
8. Viele Impfungen erfolgen zu früh, sodass das eigene Immunsystem gar keine Möglichkeit hat, sich zu entwickeln.
9. Das Immunsystem von Kindern wird durch Impfungen überlastet.
10. Kombinationsimpfstoffe sind eine zu große Belastung für das Immunsystem des Säuglings.

IMPFMYTHEN ENTZAUBERT

Mythen und Fehlinformationen rund um Impfungen sind so zahlreich, dass man schnell den Überblick verlieren kann. Vieles wird einfach weitererzählt.

Bevor wir im Einzelnen darauf eingehen, finden Sie hier zunächst die Antworten auf die obigen Fragen mit Seitenverweisen zu den entsprechenden Erläuterungen in diesem Buch.

1. Ja, Dosierungen der in Impfungen enthaltenen Zusatzstoffe sind ungefährlich (siehe Seite 104 ff.).
2. Nein, Krankheiten wie Autismus können nicht durch Impfungen ausgelöst werden (siehe Seite 105 ff.).
3. Nein, Impfungen fördern keine Allergien (siehe Seite 112).
4. Nein, die meisten Krankheiten, gegen die man impfen kann, sind nicht mit Antibiotika behandelbar (siehe Seite 93).
5. Ja, Pocken wurden durch Impfungen ausgerottet (siehe Seite 12).
6. Ja, die Wirksamkeit von Impfungen ist belegt (siehe Seite 92 f.).
7. Nein, es gibt keine Belege dafür, dass ungeimpfte Kinder gesünder sind (siehe Seite 88 ff.).
8. Nein, die empfohlenen Impfungen erfolgen nicht zu früh (siehe Seite 44 und Seite 101).
9. Nein, das Immunsystem wird nicht überlastet (siehe Seite 99 ff.).
10. Nein, Kombinationsimpfstoffe sind keine Überbelastung des kindlichen Immunsystems (siehe Seite 54).

Sind ungeimpfte Kinder gesünder?

Was wäre, wenn Impfungen schädliche Folgen hätten? Wenn geimpfte Kinder zwar Kinderkrankheiten nicht bekämen, dafür aber auf andere Art erkranken würden? Dann könnten Impfungen unter Umständen sogar schädlich sein. Die Risiken würden den Nutzen überwiegen.

Extra

JAN UND DIE MASERN

Bevor Jan seine Ausbildung zum Kinderkrankenpfleger begann, überprüfte die Betriebsärztin seine Antikörper gegen Masern. Diese Untersuchung war notwendig, weil er nicht geimpft war. Die Antikörper waren positiv, weil er als Kind an Masern erkrankt war. Seine Eltern hatten ihn nach dem Rat eines Arztes nicht gegen Masern impfen lassen. Nach der für seine Mutter schlimmen Erfahrung seiner Masernerkrankung erhielten seine Geschwister die Masern-Impfung. In seiner Familie gab es ein subtiles Misstrauen gegenüber der »Schulmedizin« inklusive Impfungen. Seine Eltern bewegten sich in einer merkwürdigen Zwischenwelt, in der sie die Vorteile der modernen Medizin nutzten und gleichzeitig eine romantische Idee davon hatten, möglichst »natürlich« zu leben. Dazu gehörten kalte Duschen, Vollkornmehl, Grünkernbratlinge, Wundversorgung mit Spitzwegerich und so weiter. Diese Kultur der Natürlichkeit, die manchmal in einen gewissen Darwinismus münden konnte, im Sinne des Überlebens der Stärksten, nahm Jan mit. Er hielt die notwendigen Impfungen für übertrieben. Freunde und Familie teilten seine Skepsis. Diese Einstellung war nicht auf Impfungen beschränkt, sondern galt auch für andere Substanzen, die Angst und Antipathie erzeugen können: Antibiotika, Chemotherapie und Schmerzmittel. Jan hegte Misstrauen gegenüber »Chemie«, gleichzeitig hatte er ein beinahe naives Vertrauen in die Fähigkeiten des eigenen Körpers, Krankheiten zu bewältigen. Diese Einstellung hinterfragte er nicht, sie passte in sein Weltbild. Dass er seine Gesundheit auch dem Glück verdankte, wurde ihm erst später klar. Erst als der Unterschied zwischen seinem Gefühl und seinem Wissen während des Medizinstudiums größer wurde, begann er, seine Einstellung zu hinterfragen. Das naive Vertrauen ist ihm bis heute geblieben, jetzt gepaart mit Dankbarkeit und Vertrauen in die Möglichkeiten der »Chemie«.

Es gibt Menschen, die das behaupten: Ungeimpfte Kinder seien gesünder als geimpfte Kinder. Da diese Frage auch die Wissenschaft interessiert, wurde sie wiederholt überprüft. Der Frage vernünftig nachzugehen, ist nicht einfach. Werden ungeimpfte und geimpfte Kinder unsystematisch miteinander verglichen, ist es sehr wahrscheinlich, dass zahlreiche weitere Faktoren die Gesundheit der Kinder weit mehr beeinflussen als Impfungen. So stammen ungeimpfte Kinder eher aus Familien mit hohem Einkommen und Bildungsniveau. Häufig haben diese Familien eine kritische Einstellung zur evidenzbasierten Medizin, sodass sie diese weniger in Anspruch nehmen und seltener eine ärztliche Praxis aufsuchen. Die selteneren Arztbesuche könnten dazu führen, dass Erkrankungen nicht als solche zur Kenntnis genommen werden. Das führt zu einer Untererfassung von Erkrankungen und auf dem Papier wirken die Kinder dann gesünder. Dabei sind der sozioökonomische Faktor und die kritische Einstellung zur Medizin nur zwei Faktoren, die Einfluss auf die Gesundheit haben.
Schwierig ist auch festzulegen: Gilt man bereits nach der ersten Impfung als geimpft? Wie lange zählt diese Impfung, bis man wieder als »ungeimpft« gilt? Diese Fragen bleiben in der Regel ungeklärt.
Querschnittsstudien der Bevölkerung mit Zehntausenden Teilnehmenden zeigen: Geimpfte Kinder sind tatsächlich gesünder als ihre ungeimpften Altersgenossen. Wissenschaftlicher Konsens ist, dass Impfungen der Gesundheit von Kindern insgesamt nützen. Was wir heute wissen, gibt keine Hinweise darauf, dass ungeimpfte Kinder gesünder sind als geimpfte.

Fehlen vergleichende Studien über geimpfte und ungeimpfte Kinder?

Manche Impfgegner behaupten, es gebe keine Studien, in denen die Gesundheit von geimpften und ungeimpften Kindern untersucht wird.

Dies steht im direkten Widerspruch zu der Behauptung, ungeimpfte Kinder seien gesünder als geimpfte Kinder (siehe Seite 88 f.). Denn ohne Studien kann man nicht herausfinden, welche Gruppe von Kindern gesünder ist.
Es gibt keine Studien, die dem allerhöchsten theoretisch möglichen wissenschaftlichen Standard entsprechen und genau dieser Frage nachgehen; dies wäre eine sogenannte placebokontrollierte, prospektive, doppelt verblindete, randomisiert kontrollierte Studie. Für eine solche Studie würden Kinder vor Beginn jeglicher Impfungen zufällig einer Interventionsgruppe (diese durchläuft den STIKO-Impfkalender) oder einer Kontrollgruppe zugelost (randomisiert). Dann würden die Kinder der Interventionsgruppe zu den Impfterminen die echten Impfungen, die Kinder der Kontrollgruppe die Placebo-Impfungen erhalten, ohne dass Eltern oder Ärzte wüssten, wer was erhält (doppelt verblindet). Vom Zeitpunkt der ersten Impfung an würde dann erfasst, wie sich die Gesundheit der Kinder entwickelt (prospektiv).
Eine solche Studie ist aus ethischen und praktischen Gründen nicht möglich. Da wir wissen, dass empfohlene Impfungen sehr wirksam gegen Infektionserkrankungen schützen und diese Impfungen sehr sicher sind, wäre es ethisch nicht vertretbar, Kinder einem Risiko durch zahlreiche Infektionskrankheiten auszusetzen.
Praktisch wäre es kaum möglich, eine relevante Zahl an Teilnehmenden für eine solche Studie zu gewinnen (die Teilnahme muss freiwillig sein!). Wenn Eltern von der Wirksamkeit und Sicherheit von Impfungen überzeugt sind, werden sie nicht das Risiko eingehen wollen, dass ihr Kind in der Placebogruppe landet. Umgekehrt würden Eltern, die Impfungen kritisch bis ablehnend gegenüberstehen, nicht das Risiko eingehen wollen, dass ihr Kind in der Impfgruppe landet.
Aus diesen Gründen nähert sich die Wissenschaft der Frage von verschiedenen Seiten und mit verschiedenen Methoden an, von denen wir hier nur einige nennen: Es gibt zum Beispiel Versuche an Zellkul-

turen und Tieren, nach der Zulassung eines Impfstoffs finden Beobachtungsstudien statt und im Rahmen von Bevölkerungsstudien wie der »KIGGS«-Studie (einer Studie zur Gesundheit von Kindern und Jugendlichen in Deutschland) werden ebenfalls Informationen gewonnen. Auch die gesetzlichen Krankenkassen werden bei der Informationssammlung mit einbezogen.

Es gibt zudem zahlreiche Studien, in denen die Wirksamkeit einzelner Impfstoffe mit Placebo verglichen wird. Diese Studien geben auch Informationen über die Unterschiede in der Gesundheit der Kinder. Die WHO hat allerdings Bedingungen formuliert, unter denen die Nutzung von Placebo in Impfstudien zu vertreten ist. Zum einen darf es zum Zeitpunkt der Studie keinen Impfstoff gegen die Erkrankung geben (wie bei COVID-19) und zum anderen muss der Impfstoff für die Bevölkerungsgruppe gedacht sein, in der sie getestet wird.

Ganz gleich, mit welcher Methode geimpfte und ungeimpfte Menschen bisher bezüglich ihrer Gesundheit verglichen wurden, die Ergebnisse waren eindeutig: Impfungen bieten einen immensen Vorteil für die Gesundheit.

Sind Impfungen unwirksam?

Die Behauptung, Impfungen würden nicht wirken, wird nur von extremen Impfgegnern vertreten, viele kombinieren dies mit Verschwörungsmythen wie: »Die Pharmaindustrie geht für Profite gezielt, wiederholt und massenhaft über Leichen.« – »Impfstoffe sind Nervengifte, die wahlweise der Kontrolle der Bevölkerung oder einem Genozid dienen.« – »Bill Gates will uns Computerchips einpflanzen.« Der Rückgang von Infektionserkrankungen wird dann überwiegend auf verbesserte Lebensbedingungen zurückgeführt. Diese haben natürlich einen Anteil daran, doch gerade klassische »Kinderkrankheiten« werden trotz guter Lebensbedingungen sehr leicht übertragen (etwa in Kindergärten und Schulen). Ein Vorteil bei der Untersuchung von Impfungen ist, dass der messbare Effekt so groß ist und der Rückgang von Impfungen sich schnell bemerkbar macht. Ein Blick in die Vergangenheit zeigt bei allen empfohlenen Impfungen einen Rückgang sowohl der betreffenden Infektionserkrankungen als auch der durch sie verursachten Todesfälle. Ein Todesfall ist eindeutig messbar und lässt kaum Interpretationsspielraum.

Rückgang der Todesfälle vor Einführung der Impfung

Oft wird versucht, die Masern als Beleg für die fehlende Wirksamkeit von Impfungen anzuführen. Denn die durch Masern verursachten Todesfälle gingen tatsächlich bereits vor der Einführung der Masern-Impfung zurück.

Das liegt auch am zunehmenden Einfluss der Wissenschaft und der damit einhergehenden Verbesserung der medizinischen Versorgung seit Mitte des 19. Jahrhunderts. So standen mehr und bessere Antibiotika zur Verfügung, die Begleiterscheinungen behandeln konnten. Impfgegner behaupten aus diesem Grund, dass die Impfung keinen Einfluss gehabt hätte.

Dabei ignorieren sie, dass Impfungen in erster Linie dazu dienen, eine Infektionskrankheit zu verhindern. Eine Masernerkrankung endet zwar meist nicht im Tod, kann aber schwere Folgen haben. So wird das Immunsystem durch die Masern nachhaltig geschwächt. Im Verlauf vieler Erkrankungen kommt es zu bakteriellen Infektionskrankheiten (einer sogenannten Superinfektion). Werden diese besser behandelt, sinkt die Sterblichkeit. Man kann es jedoch für einen größeren Vorteil halten, die Erkrankung komplett zu vermeiden. Laut Robert Koch-Institut geht man heute in Industrienationen von einer Sterblichkeit von 1:1000 Masernfällen aus. Das wären ohne Impfung bis zu 1000 Todesfälle pro Jahr allein in Deutschland.

Info

DIE RÜCKKEHR VON SCHWEREN ERKRANKUNGEN

Wenn Impfungen wirksam sind, bedeutet das auch, dass Erkrankungen wieder zunehmen, wenn weniger geimpft wird. Dies ließ sich nach dem Zusammenbruch der UdSSR beobachten, wo es zuvor staatliche Impfprogramme gegeben hatte. Als diese wegfielen, kam es zu einer explosionsartigen Rückkehr der Diphtherie.
Heute lässt sich in den USA die Rückkehr von Masern beobachten, nachdem dort in einigen Bundesstaaten die Impfquoten, überwiegend durch das Engagement von Impfgegnern, zurückgingen.

Krank trotz Impfung

Leider gibt es keine vollkommene, absolute Wirksamkeit, sodass in sehr seltenen Fällen Menschen auch nach einer Impfung nicht vor einer Infektion mit einem Erreger geschützt sind. Oft verläuft die Erkrankung dann jedoch milder. Eine ausreichend hohe Impfquote schützt jedoch durch den Gemeinsschaftsschutz auf jeden Fall die Menschen, bei denen die Impfung versagt.
Als Beleg für einen mangelnden Schutz von Impfungen führen manche Impfgegner einen Masernfall aus New York an. Eine Frau, die als Kind eine Masern-Impfung erhalten hatte, erkrankte dennoch an Masern und steckte vier Personen an, von denen zwei ebenfalls geimpft waren und zwei als Kinder bereits an Masern erkrankt waren. Impfgegner argumentieren daher, dass gegen Masern Geimpfte die Masern sowohl an Ungeimpfte als auch an Geimpfte weitergeben könnten. Das zeige zum einen, dass die Impfung nicht vor Masern schütze und zum anderen, dass Geimpfte die Krankheit weitergeben könnten. Der Fall aus New York wirft also interessante Fragen auf, die eine genauere Be-

trachtung erfordern. Bei der erkrankten Frau ist der Impfschutz über die Jahre abgesunken (das ist für etwa ein Prozent der vollständig Geimpften bekannt). Deshalb ist auch klar, dass sie sich – und andere – mit Masern anstecken konnte. Interessanter sind die vier Menschen, die sich bei der Frau angesteckt hatten. Die zwei geimpften Personen steckten, wie es erwartet werden konnte, niemanden an. Die beiden Ungeimpften ebenfalls nicht.
Das Beispiel aus New York zeigt uns, dass eine Behauptung, die von Impfgegnern immer wieder gegen die Masern-Impfung vorgebracht wird, nicht stimmt: Eine durchgemachte Masernerkrankung böte lebenslangen Schutz. Diese Ansicht ist auch unter vielen Ärzten und Ärztinnen verbreitet. In seltenen Fällen können also Geimpfte genauso an Masern erkranken wie Personen, die diese Krankheit schon einmal durchgemacht haben. Wenn jedoch schon einmal eine Immunität vorhanden war (sei es durch eine Impfung oder eine überstandene Erkrankung), verläuft die Erkrankung mild und die Menschen stecken in der Regel niemanden an.

Ist bessere Hygiene nicht wichtiger?

Die Einführung der Kanalisation, um Verunreinigungen durch Abwasser zu vermeiden, sauberes Trinkwasser, gesunde Lebensmittel – das alles sind Dinge, die unsere Gesundheit verbessert und die Lebenserwartung erhöht haben. Ebenso ein gestiegenes Wissen in Sachen Hygiene und Sauberkeit. Doch ohne Impfungen könnten wir diese angenehmen Lebensbedingungen deutlich weniger genießen, da sich nicht alle Infektionskrankheiten durch ein verbessertes Lebensumfeld verhindern lassen. Belege dafür sehen wir immer dann, wenn in bestimmten Gegenden aus unterschiedlichsten Gründen die Impfraten zurückgehen. Diphtherie und Masern sind Beispiele, die wir in diesem Buch erwähnen (siehe Seite 94 und 103).

Beispiel Polio

Es gibt eine Infektionskrankheit, die wahrscheinlich erst durch unsere verbesserten Lebensbedingungen zu einem Problem wurde: Poliomyelitis, kurz Polio. Vor der strikten Trennung von Trinkwasser und Abwasser wurde das Trinkwasser oft durch Fäkalien verunreinigt. So gelangte unter anderem das Poliovirus ins Trinkwasser. Kinder kamen bereits sehr früh im Leben mit dem Poliovirus in Kontakt, oft hatten sie zu dem Zeitpunkt noch den sogenannten Nestschutz. Sie waren durch Antikörper der Mutter geschützt und konnten eine eigene Immunität aufbauen, ohne dass sie selbst erkrankten. Durch die Einführung von Wasserspülung und Kanalisation kamen Menschen erst zu einem Zeitpunkt mit dem Poliovirus in Kontakt, an dem kein Nestschutz mehr bestand. Die großen Polioausbrüche in der ersten Hälfte des 20. Jahrhunderts in den USA wurden unter anderem durch öffentliche Schwimmbäder mitverursacht. Dort kamen die Menschen plötzlich mit einem ihrem Immunsystem unbekannten Virus in Kontakt und erkrankten daran. Durch die verbesserte Hygiene hatten Kinder keinen sehr frühen Kontakt mit den Polioviren und konnten keine Immunität aufbauen. Sie hatten keinen Schutz, als sie sich später in den Schwimmbädern infizierten. Es kam gerade in den Sommermonaten zu schweren Poliomyelitis-Epidemien.

Hygiene und Impfungen arbeiten also im Idealfall zusammen und man kann insofern nicht sagen, dass sich Impfungen durch verbesserte Hygiene erübrigen.

Dienen Impfungen dem Profit der Industrie?

Arzneimittelhersteller erzielen durch Herstellung und Vertrieb von Impfstoffen Profit. Andernfalls würden sie diese nicht herstellen. Impfungen sind, auf den Lauf eines Lebens gerechnet, relativ selten. Pharmaherssteller verdienen am meisten mit Medikamenten, die lange und häufig eingenommen werden, also Medikamente gegen hohen Blutdruck, Diabetes, Rheuma und andere chronische Erkrankungen. Im Vergleich zu anderen Medikamenten sind die Profite bei Impfstoffen gering. Zum einen sind Forschung und Herstellung sehr aufwendig und die Hürden für eine Zulassung hoch. Auch besteht das Risiko, dass Impfstoffe in einer späten Entwicklungsphase scheitern. Eine Zulassung bedeutet jedoch in Deutschland noch nicht, dass ein Impfstoff profitabel wird. Dafür muss in den meisten Fällen die betreffende Impfung erst einmal von der Ständigen Impfkommission (STIKO) empfohlen werden. Dafür sind die Hürden wiederum höher als für die eigentliche Zulassung. Es wird bewertet, ob der Nutzen einer Impfung für den Geimpften und die gesamte Bevölkerung ausreichend hoch ist und was die Immunisierung gegen eine Krankheit für das ganze Impfprogramm bedeutet.

Wie schwer es sein kann, Unternehmen dazu zu motivieren, Impfstoffe herzustellen, erfuhr die US-Armee, als ein nur für sie hergestellter Impfstoff gegen Adenoviren aufgrund mangelnder Profitabilität eingestellt wurde. Der Impfstoff verhinderte, dass sich grippale Infekte unter neuen Rekruten verbreiteten und die Ausbildung deutlich verzögerten. Erst gegen Zahlung einer Investitionsunterstützung wurde die Herstellung wieder aufgenommen.

In der Vergangenheit bestand die Gefahr, bestimmte Impfstoffe könnten nicht mehr hergestellt werden, weil die Hersteller hohe Kosten von Gerichtsurteilen befürchteten. Darum wurden spezielle Verwaltungsverfahren geschaffen, die sowohl mögliche Geschädigte entschädigten als auch die Unternehmen vor unberechenbaren Kosten schützen sollen. Heute ziehen sich immer mehr Hersteller aus der Produktion von Impfstoffen zurück, was zu Versorgungsengpässen führen kann. Natürlich machen die Unternehmen mit Impfstoffen auf lange Sicht Profit – aber nur, wenn die Impfstoffe wirksam und sicher sind.

Sind Placebostudien für die Impfstoffentwicklung verzichtbar?

Die Probleme placebokontrollierter Studien von Impfungen wurden bereits skizziert (siehe Seite 90 ff.). Trotzdem gibt es zahlreiche Studien, die Impfungen mit einem Placebo vergleichen. Eine Frage dabei ist: Handelt es sich um ein aktives oder ein passives Placebo?

Ein passives Placebo ist eine Substanz, die keinerlei Wirkung hat, etwa eine physiologische Kochsalzlösung. Ein aktives Placebo ist so hergestellt, dass es einige harmlose Nebenwirkungen erzeugen kann, die auch das echte Medikament erzeugt. Aktive Placebos sollen Studienteilnehmende daran hindern, anhand fehlender Nebenwirkungen festzustellen, dass sie in der Kontrollgruppe ohne Wirkstoff sind. Spritzt man jemandem Kochsalz, wird man an der Injektionsstelle nach kurzer Zeit nichts mehr bemerken. Injiziert man Wirkstoffverstärker (Adjuvanzien), kann es zur typischen Rötung und Schwellung kommen. So weiß man nicht, in welcher Gruppe man ist, und kann das Ergebnis nicht unbewusst beeinflussen.

Placebostudien werden von verschiedenen Impfgegnern aus verschiedenen Gründen kritisiert: Die mit passiven Placebos, weil behauptet wird, die Teilnehmenden wüssten, in welcher Gruppe sie sind, und könnten so das Ergebnis beeinflussen. Die mit aktiven Placebos, weil man damit nicht herausfinden kann, ob die Adjuvanzien irgendwelchen Schaden hervorrufen. Bereits der Polio-Impfstoff von Salk wurde 1954 mit Salzlösung als Placebo geprüft. An der Studie nahmen über 600.000 Kinder teil. Ein Impfstoff gegen Humane Papillomviren wurde 2009 ebenfalls mit einer Salzlösung als Placebo verglichen. Es ließen sich noch eine Vielzahl weiterer Studien hinzufügen. Bei anderen Medikamenten, die eine Erkrankung behandeln, für die es bereits ein Medikament gibt, übernehmen die gesetzlichen Kassen die Kosten für neu zugelassene Medikamente nur, wenn sie mindestens so wirksam sind, wie das bereits bekannte. Eine Testung gegen Placebo reicht in diesen Fällen nicht aus. Anhand des Polio-Impfstoffs lässt sich das auch gut nachvollziehen. Anhand der ersten Studie von 1954 konnte die Wirksamkeit gut nachgewiesen werden. Jeder weitere Impfstoff gegen Polio sollte also nicht nur besser sein als keine Intervention (Placebo), sondern besser (entweder wirksamer oder sicherer) als der vorhandene Impfstoff. Eine Placebokontrolle ergibt da keinen Sinn – verglichen wird dann gegen den »alten« Impfstoff.

Überfordern Impfungen das Immunsystem?

In den USA haben Impfgegnerinnen und -gegner den Ausspruch »Too many, too soon« (»Zu viele, zu früh«) geprägt, um die Sorge prägnant zu formulieren, Kinder würden zu früh geimpft und erhielten zu viele Impfungen. Hierbei machen sich Eltern insbesondere Gedanken darüber, ob das Immunsystem von kleinen Kindern durch viele Impfungen überfordert sein könnte. Aus wissenschaftlicher Sicht müsste erst einmal geklärt werden, was »überfordert« eigentlich bedeutet, das ist nämlich eine komplexe Frage. Jetzt soll es erst einmal darum gehen, wie plausibel diese Sorge ist und ob es Hinweise auf eine solche »Überforderung« gibt. Die Antwort auf die letzte Frage lautet: Nein. In großen Studien konnte kein negativer Effekt von Impfungen auf immunologische Erkrankungen gefunden werden.
Einer der häufigsten Vorbehalte, der gegen Impfungen vorgebracht wird, lautet, dass Kinder früher weniger Impfungen erhielten und durch die Erhöhung der Anzahl von Impfungen das Immunsystem überfordert werde. Um einordnen zu können, warum dieser Vorbehalt falsch ist, sind zwei Informationen wichtig: zum einen die Kapazität des Immunsystems, sich mit der Umwelt auseinanderzusetzen, zum anderen, wie Impfungen funktionieren.

Info

ANTIGENE UND ANTIKÖRPER

Ein Mensch kann theoretisch rund 10 Milliarden verschiedene Typen Antikörper herstellen. Davon werden rund 1 bis 100 Millionen Typen hergestellt und genutzt. Hat ein Mensch mit 80 Jahren gegen 1 Million Antigene passende Antikörper gebildet, muss er jedes Jahr 12.500 Antikörper bilden, das entspricht 34 Antikörpern pro Tag. In jungen Jahren werden zwar die meisten gebildet, der Einfachheit halber rechnen wir aber hier eine gleichmäßige Bildung über die Lebenszeit. 10 Millionen Antikörper entsprechen 340 und 100 Millionen 3.400 pro Tag. Unser Immunsystem ist also ohne Probleme in der Lage, Antikörper gegen 34 bis 3.400 verschiedene Antigene pro Tag zu produzieren.

In jedem Kubikmeter Luft befinden sich zwischen 1,6 und 40 Millionen Viren und zwischen 860.000 und 11 Millionen Bakterien. Auch mit diesen setzt sich das Immunsystem auseinander. Nun ist natürlich entscheidend, wie viele Antigene Impfungen enthalten, um mit diesen Zahlen etwas anfangen zu können. Aus immunologischer Sicht ist nicht die Zahl der Impfstoffe oder Impfungen wichtig, sondern die Anzahl der darin enthaltenen Antigene. Jedes zusätzliche Antigen erhöht das theoretische Risiko von Nebenwirkungen, darum ist das Ziel, die Anzahl der Antigene möglichst gering zu halten. Erfreulicherweise hat sich die Anzahl der Antigene durch Verbesserungen in der Impfstoffherstellung in den letzten Jahrzehnten verringert. Die Impfung gegen Pocken allein enthielt 200 Proteine (Antigene bestehen aus Proteinen), die in den USA empfohlenen Impfungen gegen 14 Erkrankungen enthalten heute insgesamt 160 Proteine. Durch Impfungen werden in Deutschland aktuell bis zum 15. Lebensmonat insgesamt

Antigene von 13 Erkrankungen injiziert (Diphtherie, Haemophilus influenzae B, Hepatitis B, Masern, Meningokokken C, Mumps, Pertussis, Pneumokokken, Poliomyelitis, Rotaviren, Röteln,Tetanus und Windpocken). In derselben Zeit stellt unser Immunsystem gegen 14.280 bis 1.428.000 Antigene Antikörper her, die nicht durch Impfungen in den Körper gelangen.

Info

DAS UNREIFE IMMUNSYSTEM

Schaut man sich Neugeborene an, liegt die Annahme, ihr Immunsystem sei unreif, auf der Hand. Da Neugeborene anfälliger für Infektionskrankheiten sind als größere Kinder oder Erwachsene, herrschte lange Zeit auch die wissenschaftliche Ansicht vor, das Immunsystem Neugeborener sei »unreif«. Mittlerweile geht man jedoch davon aus, dass das Immunsystem Neugeborener zwar anders ist als das Erwachsener, jedoch nicht unreif. Es ist direkt nach der Geburt in der Lage, wie das Immunsystem von Erwachsenen zu reagieren.

Das Immunsystem muss sich direkt nach der Geburt radikal umstellen. Im sterilen Mutterleib ist seine Aufgabe nicht die Abwehr von Infektionserregern. Dort sorgt es dafür, dass das Immunsystem der Mutter das Kind nicht als Fremdkörper erkennt und umgekehrt. Sobald es mit der Außenwelt in Kontakt kommt, muss es sich mit Keimen auseinandersetzen, die es auf der einen Seite umbringen können, die es auf der anderen Seite jedoch auch benötigt, um gesund zu bleiben. Jack Yu, der in Georgia (USA) unter anderem zu Krebserkrankungen und dem Immunsystem forscht, schreibt, das Immunsystem Neugeborener sollte statt als »unreif« vielmehr als »eine wachsame Einrichtung« betrachtet werden.

Die weniger als insgesamt 200 Antigene, die im Rahmen von Impfungen bis zum 15. Lebensmonat verabreicht werden, fallen im Verhältnis zu 14.000 bis 1,4 Millionen Antigenen aus der Umwelt kaum ins Gewicht. Das Immunsystem ist also in der Lage, die Anzahl der verimpften Antigene zu verarbeiten. Diese Anzahl der durch Impfungen aufgenommenen Antigene hat in den letzten Jahren abgenommen, obwohl gegen mehr Erkrankungen geimpft wird. Von einer Überforderung durch Impfungen kann also nicht die Rede sein.

Sind Kinderkrankheiten nicht sogar nützlich?

Kinderkrankheiten heißen Kinderkrankheiten, weil sie so ansteckend sind, dass alle, die nicht immun sind, sie als Kind relativ früh bekommen. Es ist ein Irrtum anzunehmen, dass sie so heißen, weil sie ungefährlich seien. Trotzdem gibt es Menschen, die Kinderkrankheiten nicht nur als harmlos, sondern sogar als wichtig und nützlich für die Entwicklung von Kindern ansehen. Wie kann dieser Eindruck entstehen, obwohl Infektionskrankheiten doch offensichtlich gefährlich sind? Wahrscheinlich hängt es mit unserer Wahrnehmung zusammen. Kinder lernen beinahe täglich etwas Neues. Je kleiner sie sind, desto eindrucksvoller sind diese Veränderungen. Nicht alle Veränderungen fallen Eltern sofort auf. Es ist möglich, dass Kinder nach einem Entwicklungsschritt erkranken und Eltern dieser erst hinterher auffällt. Die Entwicklung von Kindern geht auch während einer Erkrankung weiter. Der Fokus der Wahrnehmung von Eltern liegt aber währenddessen auf der Versorgung des Kindes; außerdem hat das Kind weniger Gelegenheit, neue Fähigkeiten zu zeigen. Erst wenn es wieder gesund ist, fallen diese den Eltern auf. Es sieht also für sie so aus, als hätte das Kind aufgrund seiner Erkrankung einen Entwicklungsschub gemacht, den es aber eigentlich trotz der Erkrankung gemacht hat.

Sogenannte Kinderkrankheiten sind für die Entwicklung von Kindern weder notwendig, noch sind sie harmlos. Wenn, wie bei einer Diphtherie, von sieben Kindern sechs überleben, aber während der Erkrankung gemeinsam mit den Eltern Todesangst durchlitten haben, fällt es uns schwer, diese Erkrankung selbst bei glücklichem Ausgang als harmlos zu bezeichnen. In der öffentlichen Diskussion um den vermeintlichen Nutzen von Kinderkrankheiten geht es oft um Masern (siehe Seite 107); auch sie sind keineswegs als harmlos einzustufen.

Ist Fieber nicht eher gesund?

Fieber hat einen Nutzen: Viele Mikroorganismen mögen keine Temperaturen über 38 °C, einige sterben sogar. Darum ist Fieber im Rahmen von Infektionserkrankungen oft sinnvoll. Das bedeutet jedoch nicht, dass Fieber gesund wäre. Fieber ist eine Maßnahme des Körpers für Notfälle. Wenn es irgendwie möglich ist, versucht unser Körper die Temperatur zwischen 36 und 37,5 °C zu halten. Damit ist insbesondere die »Kerntemperatur« gemeint. Das zentrale Nervensystem und die inneren Organe benötigen diesen engen Temperaturbereich, um gut zu funktionieren. Fieber kann also helfen, wieder gesund zu werden, nicht jedoch, gesund zu bleiben.

Es gibt Impfgegner, die immer wieder behaupten, Fieber in der Kindheit senke das Risiko anderer Erkrankungen im Lebensverlauf (etwa Krebs, Autoimmunerkrankungen oder Allergien). Die Studien dazu sind jedoch oft von schlechter Qualität (sie haben beispielsweise nur wenige Teilnehmer, sind nicht repräsentativ, haben keine Kontrollgruppen, sind nicht prospektiv) oder ihre Ergebnisse ließen sich nicht wiederholen. Gleichzeitig werden Ergebnisse, die das Gegenteil belegen, oft ignoriert.

Es gibt also, ähnlich wie beim Durchmachen von Kinderkrankheiten, keine Hinweise darauf, dass Fieber Kinder bei der Entwicklung unterstützt. Oft wird diese Entwicklung aus Sicht bestimmter spiritueller Weltanschauungen (zum Beispiel der Anthroposophie) betrachtet und ist damit einer wissenschaftlichen Betrachtung nicht zugänglich.

Ist Stillen genauso gut wie Impfen?

Stillen ist das Beste für Kinder, wobei auch nicht gestillte Kinder gesund groß werden. In Muttermilch sind Immunglobuline, die dem Säugling einen gewissen Nestschutz gegen bestimmte Krankheitserreger bieten. Dieser Schutz bleibt auch bestehen, wenn man impft. Wenn keine Impfungen verfügbar sind, bietet Stillen also einen kleinen Infektionsschutz. Wenn Impfungen vorhanden sind, gibt es immer noch ausreichend Gründe zu stillen – Infektionsschutz gehört allerdings nicht in erster Linie dazu. Stillen ersetzt in keinem Fall den Schutz, den Impfungen gegen Infektionskrankheiten bieten.

Was ist mit den Inhaltsstoffen?

Wie bei vielen Medikamenten müssen bei Impfstoffen einige Substanzen zu Hilfe genommen werden (siehe Seite 57). Um zu verstehen, ob eine Substanz für Menschen schädlich ist, reicht es in der Regel nicht zu sagen: »X ist gefährlich.« Es ist wichtig zu wissen, in welcher Dosierung X verabreicht wird. Eine Prise Kochsalz auf dem Frühstücksei ist lecker, ein bis zwei Teelöffel können für ein Kind tödlich sein. Auch verändert X seine Eigenschaften unter Umständen von hochgiftig zu harmlos, wenn es mit Y verbunden ist. Kochsalz ist als Natriumchlorid harmlos, Natrium und Chlor als Elemente sind gefährlich. Es ist somit entscheidend, ob in einer Rezeptur X oder XY verwendet wird. Um die Verwirrung komplett zu machen, kann es dann noch wichtig sein, an welcher Stelle des Körpers XY eingesetzt wird. So kann XY in den Atemwegen schwere Schäden verursachen, während Muskeln kaum beeinflusst werden, wenn sie damit in Kontakt kommen. Wie irrational die Angst vor Inhaltsstoffen mancher Impfkritiker oder -gegner sein kann, zeigt sich an Thiomersal, einer Substanz, die noch nie gefährlich war und überdies seit nahezu 20 Jahren in fast keinem Impfstoff mehr enthalten ist.

Thiomersal – eine gesundheitsgefährdende Quecksilberverbindung?

Thiomersal ist ein Natriumsalz einer organischen Quecksilberverbindung. Wenn Sie hören, in Impfungen sei Quecksilber, ist in der Regel Thiomersal gemeint. Für alle generell empfohlenen Schutzimpfungen sind inzwischen quecksilberfreie Impfstoffe verfügbar. Trotzdem lohnt sich ein Blick auf Thiomersal, weil daran viele Mechanismen sichtbar werden, die die Impfgegnerschaft bis heute prägen.

Thiomersal wurde in den Dreißigerjahren als Konservierungsmittel Impfstoffen zugefügt, um bakterielle Infektionen durch schlecht gelagerten Impfstoff zu verhindern. Bis Ende der Neunzigerjahre gab es keine Hinweise und keine relevante Debatte über die Sicherheit von Thiomersal. Als 1997 in den USA aufgrund zunehmender Sorgen um die Umwelt nach quecksilberhaltigen Substanzen gesucht wurde, geriet Thiomersal in den Blickpunkt.

Thiomersal ist eine Quecksilberverbindung und heißt eigentlich Ethylquecksilber. Während Methylquecksilber für zahlreiche Umweltkatastrophen verantwortlich ist und schwere Folgen für das Nervensystem von Menschen hat, ist Ethylquecksilber für Menschen gut verträglich. 1999 war das noch nicht gut belegt und so entschloss sich die Amerikanische Arzneimittelbehörde (FDA) vorsichtshalber und, wie wir heute wissen, unnötigerweise, Thiomersal aus allen Impfstoffen zu entfernen. Dieser Schritt wurde von Impfgegnern als Bestätigung ihrer Befürchtung gesehen, dass Thiomersal Menschen schadet. Zum selben Zeitpunkt wurden in den USA zunehmend mehr Kinder mit Autis-

musspektrumsstörungen diagnostiziert, ohne dass entsprechende Hilfesysteme vorhanden waren, was verständlicherweise zu großer Not und Hilflosigkeit in den Familien führte. Betroffene Eltern sprachen bereits Jahre vorher von einer »Autismusepidemie« und suchten nach einer Ursache dafür. Heute ist bekannt, dass die steigenden Zahlen zum einen mit einer genaueren Definition dieses erst in den Vierzigerjahren beschriebenen Krankheitsbilds zusammenhingen. Zum anderen wurden seit den Neunzigerjahren auch Menschen mit Asperger-Syndrom zu den Autismusspektrumsstörungen gezählt, die vorher andere Diagnosen erhalten hatten. Mit der neuen Beschreibung des Krankheitsbildes und dem besseren Verständnis für die notwendigen Hilfen wurde auch der Blick der therapeutischen Berufe gezielter, mehr Erkrankte wurden entdeckt und erhielten Hilfe. Dies führte aber auch zu einer Zunahme der registrierten Fallzahlen.
Eine echte Steigerung der Anzahl an Menschen mit Autismus gab es demnach nie, es gab nur mehr Menschen, die eher als solche erkannt wurden und endlich angemessene Unterstützung bekommen konnten. Impfungen waren jedoch bereits früh in Verdacht geraten, Autismus verursachen zu können. Das liegt unter anderem daran, dass für Eltern leicht erkennbare Symptome von Autismus oft zu einer Zeit auftreten, in der die Kinder viele Impfungen erhalten. Ein Zusammenhang von Impfungen und Autismus wurde wiederholt widerlegt.
Heute hilft vielen Eltern das Anschauen von alten Videos: wie ihr Kind war, als es noch ganz klein war. Ärzte, die sich mit Autismus auskennen, können oft an den Videoaufnahmen zeigen, dass das Kind sich schon ganz früh ein wenig anders verhalten hat, als es Kinder sonst in diesem Alter tun.
Durch die beiden genannten Ereignisse – augenscheinlich mehr Autismusfälle und die Entdeckung von Quecksilber als Feind der Gesundheit – entstand die Idee, Thiomersal und damit Quecksilber könne Autismus verursachen. Das führte zu einer Gemeinschaft Forschender,

Info

MASERN-IMPFUNG UND AUTISMUS

Die engagierte Gemeinschaft von Impfgegnerinnen und -gegnern und Menschen, die an alternative Fakten zu Autismus glaubten, nutzte der ehemalige Arzt Andrew Wakefield, um eine eigene Hypothese zu verbreiten. 1998 hatte Wakefield eine Studie veröffentlicht, die angeblich einen Zusammenhang zwischen der Masern-Mumps-Röteln-Impfung (MMR) und Autismus belegte. Später stellte sich diese Studie als Fälschung heraus, fast alle Mitautoren distanzierten sich. Aufgrund unethischen Verhaltens (unter anderem wurden Kinder unnötigerweise einer Darmspiegelung unterzogen) wurde Wakefield in Großbritannien die Approbation entzogen. Wakefield vertritt seine widerlegten Thesen bis heute und findet in den USA in der Gemeinschaft von Impfgegnerinnen und -gegnern sein Auskommen. Er dreht Filme zum Thema und widerspricht damit zahlreichen Studien: Mittlerweile gibt es viele Studien und Übersichtsarbeiten, die mit unterschiedlichen Methoden zeigen konnten, dass Impfungen gegen Masern, Mumps und Röteln keinen Zusammenhang mit Autismus haben.

Betroffener und Lobbyisten sowie einer regelrechten Industrie, die unbelegte und teilweise gefährliche Behandlungsmethoden für Autismus anbot. Leider lenkt die fälschliche Konzentration auf Impfungen von der Suche nach den echten Ursachen von Autismus ab, eine Tatsache, die von Betroffenen kritisch angemerkt wird.

Nebenbei sorgten die Behörden unabsichtlich für ein »natürliches Experiment«: Wäre Thiomersal tatsächlich für die Entstehung von Autismus verantwortlich, hätten die Erkrankungszahlen nach der Entfernung aus den Impfstoffen sinken müssen. Dies war jedoch nicht der Fall. Die Zahlen sanken nicht.

Formaldehyd

Formaldehyd erhöht das Krebsrisiko. Warum ist es dann in Impfstoffen enthalten? Zunächst wird es in einigen Impfstoffen zur Konservierung genutzt, dazu gehören jedoch keine der von der STIKO empfohlenen Impfungen. In den meisten Impfstoffen ist Formaldehyd als Rest aus der Produktion enthalten, weil es im Produktionsprozess benötigt wird. Damit lassen sich Impfstoffe reinigen, aber auch Impfviren unschädlich machen.

Formaldehyd wird in Zellen von Säugetieren als Zwischenprodukt des Stoffwechsels gebildet. Pro Tag bilden Menschen ungefähr 50 Gramm

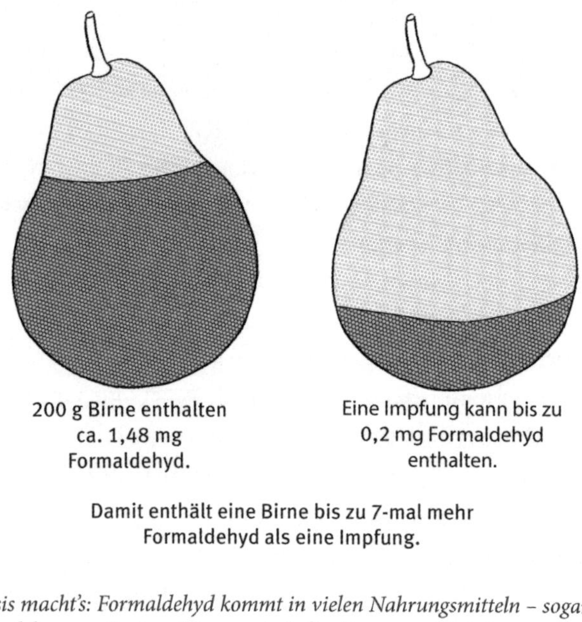

Die Dosis macht's: Formaldehyd kommt in vielen Nahrungsmitteln – sogar in Muttermilch – vor. Geringe Mengen sind allerdings ungefährlich.
Quellen: https://www.facebook.com/RtAVM/
https://skeptics.stackexchange.com/questions/32562/does-a-pear-contain-600-times-more-formaldehyde-than-a-vaccine

und atmen etwas in sehr geringer Konzentration aus. In einem Liter Blut sind zwei bis drei Milligramm Formaldehyd enthalten. Auch in Nahrungsmitteln oder Muttermilch ist Formaldehyd enthalten.
Das erhöhte Krebsrisiko entsteht, wenn Formaldehyd dauerhaft in hoher Konzentration eingeatmet wird. Je mehr eingeatmet wird, desto höher das Risiko für Krebserkrankungen der Atemwege, die dem Formaldehyd direkt ausgesetzt sind.
Für Injektionen ist kein erhöhtes Krebsrisiko bekannt. Trotzdem wird versucht, den Formaldehydgehalt in Impfstoffen möglichst gering zu halten. Es dürfen nicht mehr als 0,2 Gramm pro Liter enthalten sein – die meisten Impfstoffe enthalten weniger.
Da es einen Unterschied in der Wirkung von Formaldehyd gibt, je nachdem, ob man es einatmet oder mit der Nahrung aufnimmt, sind auch die Mengen, die man zu sich nehmen darf, unterschiedlich. So werden 0,2 Milligramm pro Kilogramm Körpergewicht am Tag (bei 70 Kilogramm Körpergewicht also 14 Milligramm) als unschädlich angesehen. Impfungen liegen weit darunter und werden seltener durchgeführt. Auch viele Obst- und Gemüsesorten (Äpfel, Bananen) und Fisch enthalten Formaldehyd in Konzentrationen, die über der von Impfungen liegen. Auch wenn es sich komisch anfühlen mag: Geringe Mengen Formaldehyd sind in Impfungen– genauso wie in Muttermilch – ungefährlich.

Aluminium

Aluminium und sein Schadenspotenzial für die Gesundheit sind seit Jahrzehnten in der Diskussion. Das Bundesamt für Risikobewertung hat sich 2019 differenziert zu Aluminium in Verbraucherprodukten geäußert. Es gibt keine relevanten Hinweise auf Schaden durch Aluminiumverbindungen in Kosmetikprodukten. Das Bundesamt für Risikobewertung rät für die Nutzung von Aluminiumprodukten bei der Verarbeitung und Aufbewahrung von Nahrung jedoch zur Vorsicht.

In Impfungen ist Aluminium als »Immunstimulanz« vorhanden und wird benötigt, um bestimmte Zellen des Immunsystems anzulocken. Andernfalls würden einige Impfstoffe keine Immunreaktion auslösen und nicht schützen.

Dabei wird kein elementares Aluminium verwendet, sondern Aluminiumsalze (wie oben erwähnt: Eigenschaften chemischer Elemente ändern sich, wenn sie mit anderen Elementen als Molekül gebunden sind). Diese sind seit über 80 Jahren in Impfstoffen in Gebrauch; ihre Sicherheit wurde wiederholt nachgewiesen.

Aluminiumsalze sind, im Gegensatz zu Kochsalz, nur schwer löslich: So können sie dafür sorgen, dass ein Impfstoff länger dort bleibt, wo er Kontakt zum Immunsystem hat, und nicht zu schnell wegtransportiert wird. Das bedeutet gleichzeitig, dass die geringe Menge an Aluminiumsalz auch nur sehr langsam ins Blut abgegeben wird; man spricht von einer geringen Bioverfügbarkeit.

Substanzen, die eine geringe Bioverfügbarkeit haben, können in der Regel auch nur wenig Schaden anrichten. Es gibt Studien, die zeigen, dass die Aluminiumverbindungen dauerhaft an der Impfstelle verbleiben. Die geringe Bioverfügbarkeit erklärt, warum die Konzentration von Aluminium im Blut oder in den Haaren sich durch Impfungen nicht messbar verändert.

Es gibt immer Studien, deren Ergebnisse dem aktuellen wissenschaftlichen Stand widersprechen. Darum ist es wichtig, alle bekannten Studien in systematischen Übersichtsarbeiten zusammenzufassen. So gibt es zwar einzelne Studien, die eine Verbindung zwischen Impfungen und Schaden durch Aluminium herstellen – wenn man sie aber in einen Zusammenhang mit allen bekannten Studien und Fakten zu Aluminium stellt, bleibt kaum etwas davon übrig. Einige der Wissenschaftlerinnen und Wissenschaftler, die solche Studien veröffentlichen, haben Verbindungen zu Lobbyorganisationen, die sich gegen Impfungen aussprechen.

Aluminium ist vor allem für Menschen gefährlich, die es nicht ausreichend ausscheiden können, also Menschen mit Nierenschäden und solche, die zu viel Aluminium aufnehmen (weil sie in Aluminiumwerken arbeiten oder künstlich ernährt werden). Möchte man die Menge an Aluminium(-Verbindungen), die man aufnimmt, reduzieren, sollte man beim Kochen auf unbeschichtete Aluminiumprodukte – inklusive der praktischen Alufolie – verzichten und Kosmetikprodukte ohne Aluminium auswählen. Aluminiumsalze sind in geringer Konzentration in Impfstoffen vorhanden; sie werden nur langsam aufgenommen und es gibt keine Hinweise, dass sie in diesem Rahmen schaden.

Hängen bestimmte Erkrankungen mit Impfungen zusammen?

Wenn manche Menschen behaupten, bestimmte Erkrankungen hingen mit Impfungen zusammen, liegt das unter anderem daran, dass wir alle versuchen, Erklärungen für das zu finden, was um uns herum passiert (siehe Seite 121).

Zu den Veränderungen der letzten Jahrzehnte gehört die Zunahme bestimmter chronischer Erkrankungen (wie Allergien, Asthma oder Diabetes). Da in diesem Zeitraum auch die Anzahl von Impfungen zugenommen hat, ziehen Impfgegner daraus den Schluss, dies sei die Ursache für diese Erkrankungen.

Dabei wird ignoriert, dass sich im Lauf der Jahrzehnte auch zahlreiche andere Dinge verändert haben: Es gibt mehr Autos und Luftverschmutzung, es werden mehr Bio-Produkte konsumiert, der Medienkonsum steigt, die Kriminalität unter Jugendlichen sinkt, Kinder und Jugendliche sind insgesamt gesünder, Frauen sind eher berufstätig, Männer übernehmen mehr Familienarbeit. Könnten diese und viele andere Veränderungen nicht auch alle mit chronischen Erkrankungen zusammenhängen?

Können Impfungen Allergien auslösen?

Allergien sind kompliziert. Eine schlüssige Erklärung für die Entstehung und Zunahme allergischer Erkrankungen in der Bevölkerung gibt es bisher nicht. Allerdings besteht wissenschaftlicher Konsens darüber, was nicht für Allergien verantwortlich ist: Impfungen. Ein einfach nachzuvollziehender Hinweis sind die in der ehemaligen DDR im Vergleich zur Bundesrepublik deutlich höheren Impfquoten, während Allergien dort seltener auftraten. Ob die Impfungen die Ursache dafür waren, ist unbekannt. Klar ist jedoch, dass sie das Risiko für Allergien nicht erhöhen. Ein weiterer Hinweis sind Impfungen gegen Allergien. Bei der sogenannten Desensibilisierung lernt das Immunsystem neu, dass bestimmte Substanzen nicht gefährlich sind, damit es keine allergische Reaktion gibt. Dabei werden ebenfalls Antigene gespritzt. Manche Impfgegner verweisen auf Studien, die angeblich eindeutig einen Zusammenhang zwischen Impfungen und Allergien zeigen. Auf den Seiten 137 ff. gehen wir darauf ein, warum manche Studien tatsächlich einen solchen Zusammenhang zeigen (müssen) – auch wenn es ihn in Echt eigentlich nicht gibt.

Sind Impfungen an chronischen Erkrankungen schuld?

Mit chronischen Erkrankungen sind oft Autoimmunerkrankungen wie Multiple Sklerose (MS), Diabetes mellitus Typ 1 (DMI) oder Rheuma gemeint. Weil das die am häufigsten genannten sind, werden wir uns ihnen widmen, die Ergebnisse bleiben letztlich gleich.
Multiple Sklerose tritt häufiger auf, je weiter man sich vom Äquator zum Nordpol bewegt, es scheint also einen Unterschied zwischen den Menschen nahe und fern des Äquators zu geben, der die Entstehung von MS begünstigt. Was auch immer der Grund dafür sein mag, Impfungen sind es nicht.

Auch ein Zusammenhang zwischen Diabetes und Impfungen ist nicht belegt und auch hier ließ sich für eine Impfung ein gegenteiliger Effekt beobachten: Kinder, die die Rotavirus-Impfung erhalten hatten, hatten ein geringeres Risiko, an Diabetes zu erkranken. Das passt zu der Hypothese, dass die Entstehung von Diabetes mit bestimmten Viren in Zusammenhang steht, die Kinder infizieren.
Rheumatische Erkrankungen treten nach Impfungen ebenfalls nicht häufiger auf. Kindern und Jugendlichen mit rheumatischen Erkrankungen wird geraten, möglichst alle STIKO-Impfungen zu erhalten. Sie haben kein zusätzliches Risiko durch Impfungen, sondern profitieren davon und haben so weniger Risiko für Komplikationen, die mit ihrer Erkrankung einhergehen.

Verursachen Impfungen Krebs?

Auch bei Krebs und Impfungen gibt es Hinweise auf einen Zusammenhang: Einige Impfungen scheinen das Risiko zu senken, an bestimmten Krebsarten zu erkranken. So wurde festgestellt, dass die Bacille-Calmette-Guérin-Impfung (BCG) gegen Tuberkulose vor der Entstehung von Melanomen schützen kann. Diese Impfung wird in Deutschland nicht mehr empfohlen, weil Tuberkulose so selten ist und es wirksame Schutzmöglichkeiten gibt.
Es gab auch schon Studien, die den BCG-Impfstoff als Immuntherapie bei Blasenkrebs eingesetzt hatten. Hierbei handelt es sich allerdings um eine Ausnahme.
Eine weitere Ausnahme ist die Impfung gegen das Humane Papillomvirus (HPV). Diese Viren können die Schleimhaut von Geschlechtsorganen schädigen und so langfristig zu Gebärmutterhalskrebs führen, aber auch zur Krebserkrankung an Anus, Penis und Rachen. Die HPV-Impfung hat bereits jetzt zum Rückgang von Krebsvorstufen geführt und in Zukunft werden dadurch diese Krebsarten wahrscheinlich deutlich verringert.

Info

WIRKEN SICH IMPFUNGEN SCHÄDLICH AUF DAS IMMUNSYSTEM AUS?

Schaut man sich genauer an, wofür Impfungen alles verantwortlich sein sollen, kann man sich auch verwirrt am Kopf kratzen: Impfungen müssten das Immunsystem schwächen, um das Risiko für Krebs zu erhöhen. Gleichzeitig müssten sie das Immunsystem stärken, um das Risiko für Autoimmunerkrankungen (siehe Seite 112) zu erhöhen. Beides gleichzeitig ist jedoch wenig plausibel und für beides gibt es außerdem keine belastbaren Hinweise.

Gibt es einen Zusammenhang zwischen Impfungen und plötzlichem Kindstod?

Der plötzliche Kindstod ist in Deutschland die dritthäufigste Todesursache bei Kleinkindern nach der Neugeborenenperiode. Trotzdem ist der plötzliche Kindstod ein seltenes Ereignis. Durch Einführung der »sicheren Schlafumgebung« und weiterer Maßnahmen konnte die Inzidenz seit den Neunzigerjahren von 1,55 pro 1000 auf 0,46 pro 1000 gesenkt werden. Anfang der Zweitausenderjahre gab es dann Befürchtungen, ein bestimmter Sechsfach-Impfstoff könnte das Risiko für plötzlichen Kindstod erhöhen. Um der Frage nachzugehen, wurde eine aufwendige Studie unter Leitung des Robert Koch-Instituts durchgeführt (bekannt unter dem Namen »TOKEN-Studie«), die keinen Zusammenhang fand. Jüngere Ergebnisse zeigen eher das Gegenteil: Geimpfte Kinder hatten ein um etwa die Hälfte verringertes Risiko, an plötzlichem Kindstod zu sterben. Auch in diesem Fall ist nicht klar, ob die Impfung ursächlich dafür ist. Dafür gibt es zwar plausible Hypothesen, es ist aber auch möglich, dass Impfungen ein »Marker« für Eltern sind, die sich eher an offizielle Empfehlungen halten und somit etwa auch die sichere Schlafumgebung umsetzen. Wichtig ist, dass das Ergebnis auch für die Zeit direkt nach Impfungen (einige Tage) stabil war, sodass auch hier kein erhöhtes Risiko besteht.

Haben wir es mit einer STIKO-Verschwörung zu tun?

Kommen wir zu einer Verschwörung, die oft angeführt wird, wenn jemand die Wirksamkeit und Sicherheit von Impfungen durch Zahlen belegt. Grundannahme für die Verschwörung ist eine Art Gesundheitsdiktatur, in der Menschen keine Entscheidung mehr über ihre Gesundheit treffen sollen. Dementsprechend würden das Robert Koch-Institut und die STIKO die Folgen sogenannter Kinderkrankheiten überdramatisieren und den Nutzen von Impfungen völlig übertreiben. Weiterhin bestehe die STIKO aus lauter Personen, die nicht die öffentliche Gesundheit, sondern vor allem finanzielle Gewinne für Unternehmen im Blick hätten. Außerdem würden STIKO-Mitglieder nach ihrem Ehrenamt regelmäßig in die Pharmaindustrie wechseln. Für Letzteres gibt es ein bekanntes Beispiel, das jedoch eine Ausnahme darstellt und auch innerhalb der STIKO sehr kritisch gesehen wird. Bei der STIKO-Verschwörung handelt es sich also um eine grotesk verzerrte Darstellung der Wirklichkeit. Materielle Interessenkonflikte könnten natürlich Entscheidungen beeinflussen. Bis vor wenigen Jahren war dieses Thema für die STIKO jedoch gar nicht relevant. Die STIKO entschied über Erkrankungen, gegen die geimpft werden sollte, nicht über einzelne Impfstoffe. Das hat sich geändert (siehe Seite 74).

Transparenz schafft Vertrauen

Der wahre Kern ist, dass es in Wissenschaft und Medizin Interessenkonflikte geben kann. Darum müssen diese auch benannt werden: In

Artikeln und Vorträgen werden Interessenkonflikte offengelegt, damit man die Informationen einordnen kann. Das ist zum Beispiel wichtig, wenn jemand, der geschäftliche Verbindungen zu einem Hersteller pflegt, ein neues Produkt dieser Firma empfiehlt. Für die STIKO gelten bezüglich Interessenkonflikten strenge Regeln. Die Initiative Leitlinienwatch, die von Transparency International und anderen Gruppen ins Leben gerufen wurde und der sogar ein Arzt einer impfkritischen Initiative angehört, schreibt: »Der Entstehungsprozess der STIKO-Empfehlungen ist transparent und durch ein umfangreiches Review mit den beteiligten Institutionen beispielhaft.« An der Arbeit der STIKO zeigt sich erneut, wie sehr Behörden wie das Robert Koch-Institut daran interessiert sind, sich das Vertrauen der Bürger zu verdienen; darum legen sie viel Wert auf Transparenz. Das schließt Fehler nicht aus, legt sie aber offen.

Kostenübernahme durch Krankenkassen

Einen Hinweis auf den möglichen Einfluss der STIKO auf den Impfstoffmarkt bietet der Vergleich zwischen privaten und gesetzlichen Versicherungen aus dem Jahr 2017 (Angaben laut Bundesverband der Arzneimittelhersteller).

Dabei ist wichtig zu wissen, dass gesetzliche Kassen nur Kosten für wissenschaftlich belegte Interventionen übernehmen. Empfehlungen der STIKO führen in der Regel zur Kostenübernahme durch die gesetzlichen Krankenkassen. Private Krankenkassen übernehmen für viele Interventionen Kosten großzügiger und sind oft weniger streng bei der wissenschaftlichen Bewertung von Interventionen. Bei den gesetzlichen Kassen nahmen Impfstoffe unter den Kosten für Arzneimittel im Jahr 2017 den zehnten Platz ein, bei den privaten Kassen den fünften Platz. Das könnte ein Hinweis darauf sein, dass die Empfehlungen der STIKO so streng sind, dass die Pharmahersteller ohne sie mehr Impfstoffe verkaufen würden.

Versucht man mit Impfungen das Bevölkerungswachstum zu kontrollieren?

Durch Impfungen solle die Bevölkerung umgebracht werden, dies sei ein Ziel von Bill Gates – dies glauben einige Verschwörungstheoretiker und in Corona-Zeiten hat diese Vorstellung Hochkonjunktur. Der wahre Kern davon ist: Die Bill und Melinda Gates Stiftung hat es sich zur Aufgabe gemacht, extreme Armut zu bekämpfen. Dazu klärt sie über Empfängnisverhütung auf und unterstützt Impfprogramme. Es stellte sich heraus, dass die Senkung der Kindersterblichkeit Armut effizient bekämpft. Sie führt dazu, dass Familien weniger Kinder bekommen, insbesondere in Gesellschaften, in denen Kinder eine Form der Altersvorsorge darstellen. Wenn Familien weniger

Info

VERSCHWÖRUNGSTHEORIEN MIT EINEM KÖRNCHEN WAHRHEIT

Die Idee vom Stoppen des Bevölkerungswachstums wurde von Impfgegnern teils grotesk verzerrt dargestellt: Demnach würden Impfungen dazu dienen, Menschen krank zu machen, damit sie früher sterben, und so eine bestimmte Bevölkerungsgruppe auslöschen. In einigen Entwicklungsländern gibt es die Version, Impfungen sollten Männer unfruchtbar machen. Leider hat die CIA 2011 in Pakistan dafür gesorgt, dass solche Befürchtungen einen wahren Kern enthielten: Durch ein falsches Impfprogramm versuchte man damals, Osama Bin Laden aufzuspüren, indem man DNS-Proben seiner Verwandten sammelte. In der Folge gingen die Impfraten in Pakistan zurück.

Kinder bekommen, weil sie wissen, dass weniger sterben, können sie sich besser um die vorhandenen Kinder kümmern. Die Kinder können sich besser entwickeln und erhalten eine bessere Ausbildung. Damit haben sie bessere Verdienstmöglichkeiten und ein höheres Einkommen. Bei acht Milliarden Menschen auf dem Planeten eine positive Entwicklung.

Wer dafür sorgen will, dass es mehr Menschen besser geht, kommt nicht daran vorbei, langfristig dafür zu sorgen, dass die Ressourcen für alle ausreichen. Einige Impfgegner verzerren dieses sinnvolle Ziel. Ihre Behauptungen werden zum Teil mit abwegigen Ideen vermischt. Seit der COVID-19-Pandemie verbreitet sich der Mythos, über Impfungen würden Chips in Menschen gespritzt, die wahlweise das Verhalten von Menschen kontrollieren oder sie töten könnten. Eingebettet ist diese Idee oft in antisemitische Erzählungen, die sich bis auf die erfundenen »Protokolle der Weisen von Zion« zurückführen lassen. Es heißt, eine kleine Elite von Menschen (oft sind damit Juden gemeint) habe zum Ziel, den Rest der Menschheit zu beherrschen. Diese Verschwörungserzählung diente bereits im Nationalsozialismus als eine der Rechtfertigungen für die angebliche Notwendigkeit des Holocaust. Sie verband sich bestens mit der Behauptung, Impfungen seien nur eine Methode »verjudeter Schulmediziner«, Geschäfte zu machen. Dieser Idee hingen auch führende Nationalsozialisten an.

Doch wo liegt die Grenze zwischen berechtigter Kritik an demokratisch beschlossenen Eingriffen in die körperliche Unversehrtheit des eigenen Kindes und der Ablehnung unseres demokratischen Systems, weil es angeblich einer kleinen Machtelite dient? Diese Frage kann nur jeder für sich beantworten. Wichtig ist, dass wir aufmerksam sind und wissen, dass es diese Grenze gibt. Von einigen Impfgegnern geht die Gefahr aus, durch pseudokritische Argumente Vertrauen in die Institutionen zu zerstören, die Fakten liefern, auf deren Grundlage eine gesellschaftliche Diskussion erst stattfinden kann.

Extra

VERMISCHUNG MIT RECHTEM GEDANKENGUT

Menschen, die Impfungen ablehnen und einige der erwähnten Verschwörungsmythen als Begründung nennen, würden sich selbst niemals als antisemitisch oder rassistisch bezeichnen. Oft sind es Menschen, die eher gegen Nazis demonstrieren, als sich mit ihnen gemein zu machen. Doch die neue Rechte nutzt die Impfgegnerschaft, um die eigenen Ideen verbreiten zu können. Sichtbar wurde das bereits auf einer Demonstration gegen die »Masern-Impfpflicht«, die Nicola im September 2019 besuchte. Auf der Demonstration in Berlin sah sie Menschen, die mit rechtsextremen Ideen sonst nichts am Hut haben, gemeinsam mit neuen Rechten, strammen Nazis und Holocaustleugnern vor einer Bühne, die von rechten Demagogen dominiert wurde und die extra für diesen Tag ihre Rhetorik geschickt an das Publikum angepasst hatten. Ein bekannter Redner etwa sprach an diesem Herbsttag zu allen Demonstranten – es ging dabei wenig um die Impfpflicht. Stattdessen skizzierte er ein »Systemproblem«, zu dem die Zwangsimpfung, dann der Organraub und die Zwangsgebühr GEZ gehöre. Anschließend fragte der Mann die versammelten Teilnehmer: »Wollt ihr euch das alles noch bieten lassen?« Die Menge antwortete mit lautstarken »Nein«- und »Buh«-Rufen und mit Pfiffen. Währenddessen verteilten offizielle Ordner der Demonstration »impfkritische« Aufkleber. Darunter nicht nur Aufkleber und Flugblätter der Demo-Organisatoren selbst. Verteilt wurden auch Aufkleber, auf denen eine Frau mit Totenkopfgesicht zu sehen war, die einem Mädchen eine Spritze verabreicht. Darunter der Aufruf: »Lass dich nicht impfen. Informier dich jetzt!« Eine erschreckende Vermischung, dachte Nicola schon damals. In den Blick der demokratischen Medien geriet die Mischung spätestens mit den »Corona-Demos« und dem »Sturm auf den Reichstag« im August 2020.

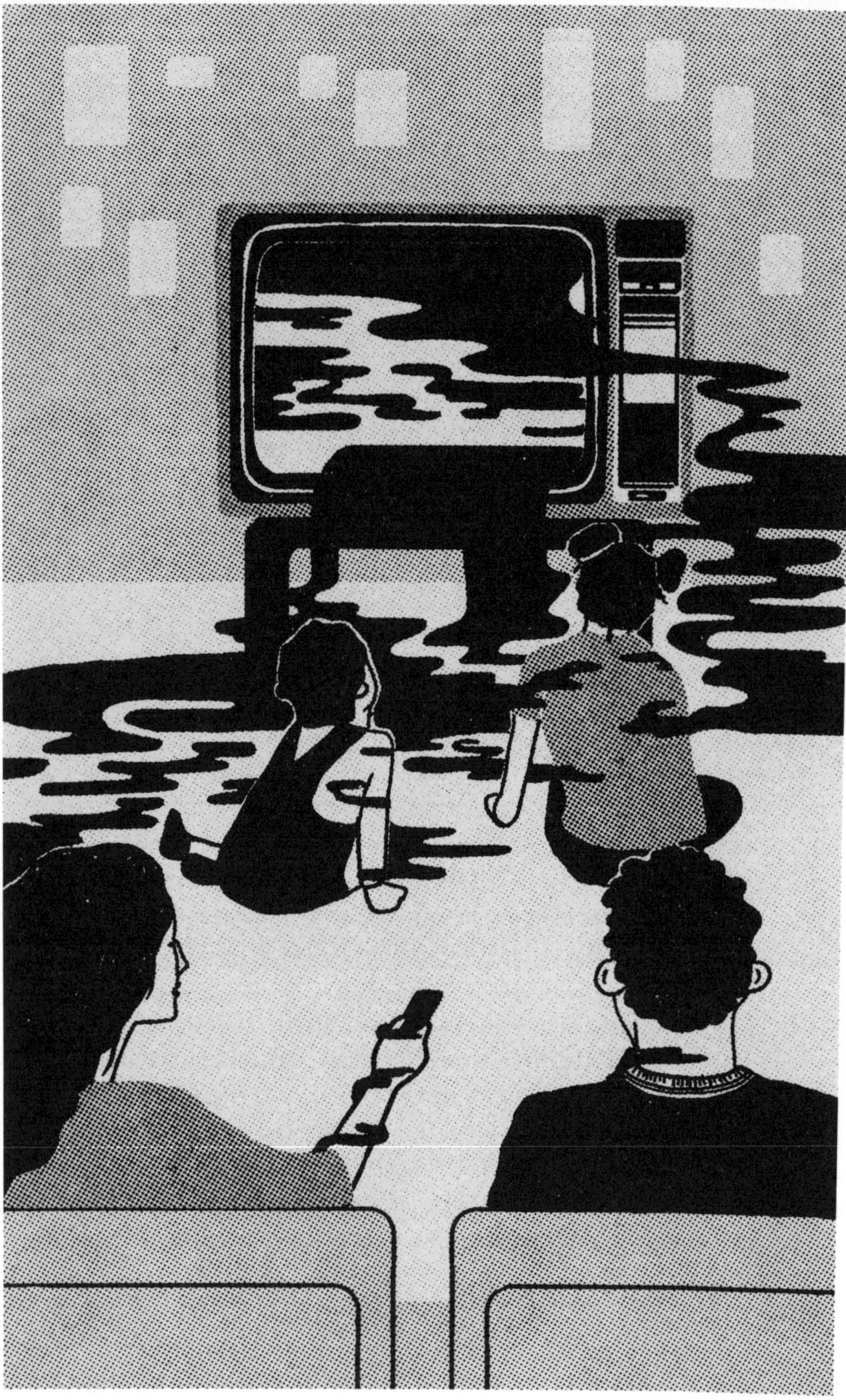

So entstehen Zweifel

Eine der Fähigkeiten, die unserer Spezies das Überleben möglich gemacht hat, ist das Erkennen von Mustern und eine schnelle Reaktion darauf. Diese Fähigkeit ist bei Menschen so stark ausgeprägt, dass wir sogar im Chaos Muster erkennen: Wir sehen Tiere und Gesichter in Wolken, Heilige auf Toastbrot und wittern Verschwörungen in zufälligen Ereignissen. In diesem Kapitel zeigen wir, wie Wissenschaftsleugner das ausnutzen, um Zweifel zu säen, und wie soziale und andere Medien dazu beitragen, dass Dinge plausibel erscheinen und Verschwörungstheoretiker eine Bühne bekommen.

Die Techniken, mit denen wissenschaftliche Befunde geleugnet werden, sind in verschiedenen Wissenschaftsbereichen fast immer dieselben – ob es um Impfen, um den Klimawandel oder um das neue Thema Corona geht. Daher reden wir hier auch nicht nur von »Impfgegnern«, sondern allgemein von »Wissenschaftsleugnern«.

Dazu haben wir das Beispiel eines ausgedachten Fernsehabends gewählt: Im TV läuft eine Debatte zum Thema »Wie sicher ist Impfen?«. Ohne zu sehr orakeln zu wollen: Solche Debatten sind in Vielzahl zu erwarten, sobald der Corona-Impfstoff Wirklichkeit wird. Höchste Zeit also, sich zu wappnen! Auf den folgenden Seiten präsentieren wir Ihnen einzelne Ausschnitte aus der fiktiven Sendung – plakativ, drastisch und manchmal bewusst übertrieben! Damit wollen wir den Scheinwerfer auf ganz bestimmte Zusammenhänge und Situationen richten, die immer wieder so oder anders vorkommen und die uns viel verraten über den Teufelskreis von falschen Experten, Fake News, unserer Psyche und unseren Entscheidungen. Bleiben Sie also dran!

WISSENSCHAFTSLEUGNEN LEICHT GEMACHT

Lassen wir die TV-Debatte beginnen. Als fiktive Teilnehmer (etwaige Ähnlichkeiten mit lebenden Personen sind zufällig) treten in der Sendung auf:

- **Stefan Müller** vom »Impfkritischen Elternstammtisch Neustadt«,
- **Jürgen Schmidt** vom Gesundheitsamt in Neustadt.

Die engagierte Moderatorin sortiert ihre Karten und startet gleich mit dem Herrn vom Impfkritischen Elternstammtisch: Was denn aus seiner Sicht von diesem Impfstoff gegen Dysomerie zu halten sei? (Huch, Dysomerie, nie gehört? – Stimmt, das haben wir uns für unser Gedankenexperiment ausgedacht!)

Moderatorin: »Wie sicher ist denn überhaupt dieser Impfstoff gegen Dysomerie?«

Stefan Müller vom Impfkritischen Elternstammtisch: »Die fehlende Sicherheit ist ein zentrales Thema der Dysomerie-Impfung. Die Nebenwirkungen sind unkalkulierbar. Die Ärzte können einem vorab nicht garantieren, dass es zu keinerlei Komplikationen kommt. Es kann doch wohl nicht zu viel verlangt sein, dass ein medizinisches Produkt, das in einen gesunden menschlichen Körper gespritzt wird, 100-prozentig sicher ist.«

Jürgen Schmidt vom Gesundheitsamt in Neustadt: »In unserer Welt ist nichts zu 100 Prozent sicher! Auch in der Medizin ist nichts, von Aspirin bis hin zur Herzoperation, jemals 100-prozentig sicher. Herr Müller verlangt aber eine 100-prozentige Sicherheit von der Dysomerie-Impfung. In der Wissenschaft wird diese Argumentation als unmögliche Erwartung bezeichnet – es wird eine Erwartung aufgebaut, die niemand erfüllen kann. Impfen ist eine Risikoabwägung – und die Risiken der Erkrankungen überwiegen die Risiken einer Impfung – sonst wären Impfungen auch nicht empfohlen.«

Fünf typische Techniken

Wissenschaftsleugner nutzen typischerweise fünf einfache Techniken, um ihre Argumente plausibel zu machen. Sie zu kennen hilft, sich davor zu schützen.

Unmögliche Erwartungen werden geschürt

Die erste Technik ist in der fiktiven TV-Debatte bereits aufgetaucht – das Schüren unmöglicher Erwartungen: »Klimaforscher nutzen mathematische Modelle, die sagen nicht zu 100 Prozent korrekt vorher, wie sich das Klima entwickeln wird. Daher glaube ich den Angstmachern nicht.« Oder: »Es ist ja gar nicht klar, ob Masken 100-prozentig vor Corona schützen – daher lehne ich sie ab.«

Falsche Schlussfolgerungen werden gezogen

Eine weitere Technik sind falsche Schlussfolgerungen: »Alles, was natürlich ist, ist gut. Impfen ist aber nicht natürlich – und deshalb ist Impfen schlecht.«

Viele Leute finden gut, was natürlich ist. Sanfte Medizin, Einklang mit der Natur, natürliche Inhaltsstoffe – das sind alles Begriffe, die viele Herzen höher schlagen lassen. Manchmal sind unnatürliche Dinge ebenfalls gut, zum Beispiel künstliche Hüften, manchmal sind sie schlecht, zum Beispiel chemische Waffen. Nur aufgrund der Tatsache, dass etwas natürlich oder unnatürlich ist, lässt sich nicht darauf schließen, ob es »gut« oder »schlecht« ist.

Eine sehr große Zahl an wissenschaftlichen Arbeiten zeigt, dass es keine Alternative zum Impfen gibt, die genauso sicher und effektiv ist.

Verschwörungstheorien werden verbreitet

Der Dauerbrenner unter den Techniken der Wissenschaftsleugner ist die Verschwörungstheorie. »Die Pharmaindustrie lässt nichts unversucht, um Wissenschaftler, Ärzte und Behörden zu beeinflussen, um neue Märkte zu erschließen!«

Die meiste Forschung zum Impfen wird von unabhängigen Wissenschaftlern durchgeführt. Verschwörungen anzunehmen, diskreditiert die Arbeit dieser Wissenschaftler und der Gesundheitsorganisationen, die sich weltweit für ein gesundes Leben einsetzen. Außerdem bräuchten Verschwörungen ein unglaubliches Netzwerk an Mitwissern und Mitverschwörern, damit sie funktionieren – und würden dadurch unweigerlich auffliegen.

Ist das nicht schon wieder ein Beweis dafür, dass auch wir Autoren von der Pharmaindustrie gekauft sind? Genau: Der Versuch, gegen Verschwörungstheorien zu argumentieren, wird in der Regel als ein weiterer Beweis für eine Verschwörung gewertet. Natürlich gibt es echte Verschwörungen und auch schwarze Schafe, wahrscheinlich überall. Aber wer die Behauptung einer Verschwörung von sich gibt, muss diese auch beweisen. Ohne das simple Prinzip der Beweispflicht gehen Diskussionen nicht über Bierstammtische hinaus: »Nein!« – »Doch!« – »Nein!« – »Doch!« ...

Einzelne Puzzlesteine ersetzen das große Ganze

Eine weitere Technik nennt man Rosinenpickerei: Einzelne Puzzlesteine werden herausgegriffen und das große Ganze wird ignoriert. So zum Beispiel beim Thema Impfen und Allergien: »Diese Studie hier zeigt eindeutig, dass geimpfte Kinder häufiger Asthma haben!« Es gibt eine überwältigende Anzahl an Studien zu dieser Frage. Wie wir auf Seite 132 ff. zeigen werden, wurde da mit spitzen und nicht ganz neutralen Fingern eine einzelne Studie aus vielen herausgepickt. Das wirkt auf den ersten Blick durchaus wissenschaftlich fundiert, denn auch für Experten ist es schwer, umfassend alle Studien zu kennen. Doch Daten von mehr als 190.000 Probanden und Probandinnen zeigen, dass es keinen Zusammenhang zwischen Impfungen und mehr Allergien gibt.

Falsche Experten treten auf

Was ist davon zu halten, wenn ein Wissenschaftler im Internet oder ein Heilpraktiker vom Impfen abrät? Wissenschaftler oder Heilpraktiker zu sein macht jemanden nicht gleich zu einem Impfexperten. Deshalb haben wir Autoren für dieses Buch auch einen wissenschaftlichen Beirat, der die fehlenden Bausteine ergänzt. Wissenschaftler mit vielen Jahren Erfahrung in diesem komplexen Bereich stimmen darin überein, dass Impfen die sicherste und effektivste Methode ist, um Krankheiten zu vermeiden. Es gibt hier einen wissenschaftlichen Konsens.

Mythen sind klebrig – und wir sind der Kleber

Die Art, wie wir Informationen verarbeiten, suchen, auswählen oder teilen, trägt dazu bei, dass Falschinformationen verbreitet werden. Verfolgen wir dazu unsere fiktive Fernsehsendung weiter:

Moderatorin: »Hat es sich nicht herausgestellt, dass Impfungen auch zu Autismus führen können!?«

Stefan Müller vom Impfkritischen Elternstammtisch nickt zustimmend: »In der Tat, Studien belegen diesen Zusammenhang.«

Jürgen Schmidt vom Gesundheitsamt: »1998 gab es tatsächlich eine Studie, die das behauptet hat. Der Arzt wurde jedoch von Eltern bestochen, deren Kinder autistisch waren und die sich dadurch Geld von der Pharmaindustrie erhofften. Die Studie hatte so viele Fehler, dass sie zurückgezogen wurde und der Arzt seine Zulassung verlor.«

Was, 1998? Das ist mehr als 20 Jahre her! Wie kann es sein, dass dieser Mythos so klebrig ist? (Näheres zu diesem Thema finden Sie auf Seite 107.) Gern würden wir jetzt sagen: Wir sind alle nur Opfer! Oftmals sitzen wir aber auch bei Mythen und Fake News selbst am Lenkrad. Weil unser Gehirn eine große Fülle an Informationen nicht gleichzeitig verarbeiten und berücksichtigen kann, benutzt unser Denken Abkürzungen (auch Heuristiken genannt) – die in den meisten Fällen auch zu einer guten Entscheidung führen. Manchmal führen diese Vereinfachungen aber auch dazu, dass wir uns bestimmte Informationen besser merken als andere (obwohl sie vielleicht gar nicht stimmen) oder manche Informationen eher teilen als andere. So werden Falschinformationen weitertransportiert und bleiben lange am Leben, obwohl die Wissenschaft sie längst widerlegt hat.

Geschichten, die sich einprägen

Wir lieben Geschichten – sie erzählen uns, wie etwas geschehen ist, sie haben eine Hauptfigur, die uns in den Bann zieht. Wir können uns Geschichten gut merken und schon seit Menschengedenken dienen sie der Überlieferung von Wissen. Und das, woran wir uns gut erinnern können, leitet auch unsere Risikowahrnehmung. Mythen sind

Info

WAS BEIM DENKEN FLUTSCHT, HALTEN WIR FÜR WAHRSCHEINLICHER

Denken Sie an Flugzeugabstürze. Meistens sind sie ein Medienereignis und daher können wir uns teilweise lebhaft an einige erinnern. An Autounfälle hingegen eher selten. So haben viele auch eher Angst vor einem Flugzeugabsturz als vor einem Autounfall. Fakt ist jedoch: Die Wahrscheinlichkeit eines tödlichen Auto- oder Motorradunfalls ist 86 Mal höher als die Chance eines tödlichen Flugzeugunfalls. Wenn Sie also nach einer längeren Autofahrt gut am Flughafen angekommen sind, haben Sie das Gefährlichste schon hinter sich!

häufig als Geschichten verpackt. In Filmen werden sie zu traurigen Geschichten verarbeitet; in Internetforen werden Geschichten von impfgeschädigten Kindern geteilt. Es soll hier nicht bestritten werden, dass nach dem Impfen schwerwiegende Nebenwirkungen oder Impfschäden auftreten können und dass die betroffenen Familien alle Unterstützung erhalten müssen, die sie brauchen (siehe Seite 66). Jedoch treten diese Ereignisse extrem selten auf und häufig werden Dinge als Impffolge beschrieben oder wahrgenommen, die es nicht sind. Dann hilft es auch nicht, die echten Zahlen zu kennen: Wer eine Geschichte über eine schlimm verlaufene Impfung hört, mag sie wahr oder falsch sein, ist ihr ausgeliefert. Selbst besseres Wissen darüber, dass eine Nebenwirkung nur sehr, sehr selten auftritt, ist oft wirkungslos: Zweifel und Angst sind einfach da, machen unsicher und lähmen uns.

Geschichten gibt es natürlich zahlreich bei unseren Freunden, in der Nachbarschaft, auf dem Spielplatz. Als die ersten Impfungen von Cornelias Kindern fällig waren, hat sie auch erst einmal gegoogelt – puh, so viele Foren, in denen Mütter gruselige Geschichten schrieben! Sie bekam Angst. Und sprach mit anderen darüber. »Hast du das auch schon mal gehört?«

Klar, wir schauen erst mal auf andere, wenn wir wissen wollen, ob etwas gefährlich sein könnte. Übrigens machen Stichlinge das auch so: Wenn die Fische »denken«, es könnte unsicher sein, in einem neuen Gewässer nach Futter zu suchen (Forscher probierten das mit verschiedenen Aquarien, in denen Wasserpflanzen Schutz boten oder eben nicht), dann schauen sie erst mal, was die anderen tun. So natürlich es ist, sich erst mal an die anderen zu wenden: Es gibt Studien, die unter kontrollierten Bedingungen viele Probanden untersuchen (siehe Seite 134 ff.) – diese Aussagen sind dann zuverlässiger als der Rat unserer Nachbarn und Freunde. Wenn Cornelia heute selbst oder mit ihren Kindern zum Impfen muss, macht sie sich klar: Nichts ist so gut

Info

WIR FINDEN, WAS WIR EH SCHON GLAUBEN

Wenn wir – etwa im Internet – nach Informationen suchen, versuchen wir, ganz automatisch zu bestätigen, was wir ohnehin schon wissen und glauben. Das nennt man Bestätigungsfehler oder »confirmation bias«. Haben Sie schon mal gegoogelt, ob Rotwein gesund ist? Oder Schokolade? Sicher sind Sie fündig geworden. Aber haben Sie auch die Gegenprobe gemacht? Hätten Sie das getan, wären Sie auch hier fündig geworden. Wer also wissen will, ob Impfen gefährlich ist, sucht eher just danach als nach der Sicherheit von Impfungen und wird dementsprechend auch andere Informationen finden.

untersucht wie Impfungen und das verhältnismäßig kleinere Risiko der Impfung ist im Vergleich zu den Krankheiten vertretbar. Und sie hat das Glück, viele der Menschen persönlich zu kennen, die in Deutschland für die Impfempfehlungen verantwortlich sind. Ihnen vertraut sie – denn es sind Hardcore-Wissenschaftler mit Herz.

Bestätigung von Gleichgesinnten

Auch in den sozialen Netzwerken umgeben wir uns mit Leuten, die so denken und die so ähnlich sind wie wir. Das ist allerdings wenig überraschend. Unsere Filterblase bestätigt damit aber auch unsere eigene Meinung – neue Meinungen zu entwickeln ist schwer. Wer also in einer – etwas überspitzt ausgedrückt – alternativen impfkritischen Filterblase hängt, wird nicht automatisch impfbefürwortende Informationen zu sehen bekommen oder gar für die Impfung seiner Kinder Applaus ernten. Und je häufiger wir falsche Thesen lesen, desto eher halten wir sie für wahr.

Nicht nur die Leute, mit denen wir in den Netzwerken verbunden sind, sondern auch die Art, wie dort Informationen geteilt werden, machen die sozialen Medien (die ja wir selbst sind!) zu einer Brutstätte von Falschinformationen. Eine Studie über Twitter hat gezeigt: Wir teilen bevorzugt Informationen, die bei anderen besonders intensive Gefühle auslösen – wie Ekel, Überraschung und Furcht. Ob die Information richtig ist, ist dabei nicht so wichtig, Hauptsache, es »knallt« und liefert eine gute Geschichte.
Wir sehen also: Dass Mythen 20 Jahre und länger kleben bleiben und mittlerweile von Generation zu Generation weitergegeben werden, liegt viel an uns selbst.

Was die Forschung über »Verschwörungstheoretiker« weiß

Stefan Müller vom Impfkritischen Elternstammtisch beginnt sich allmählich zu ärgern: »Die Pharmaindustrie lässt nichts unversucht, um Wissenschaftler, Ärzte und Behörden zu beeinflussen und neue Märkte zu erschließen! Auch Sie sind gekauft, Herr Schmidt!«
Wie kommt es eigentlich dazu, dass Menschen an Verschwörungen glauben? Dafür gibt es verschiedene Beweggründe. Sie sind oft ganz einfach und – menschlich.
Erst einmal wollen wir unsere Umwelt verstehen. In Zeiten großer Unsicherheit wie der Corona-Pandemie wurde quasi jeden Tag betont, dass nichts sicher ist. Das ist der Nährboden für Verschwörungen, die die Welt erklären und Unsicherheiten beseitigen sollen.
Auch wer Ängste oder Phobien (etwa vor Nadeln) hat, hängt eher Verschwörungstheorien an – das erleichtert die Verarbeitung. Statt sich mit eigenen Ängsten auseinanderzusetzen, kann man sich mit »den bösen anderen« beschäftigen. Wer Angst vor Nebenwirkungen hat und diese vermeiden will, mag insgeheim denken: »Sollen sich die

anderen impfen lassen, ich profitiere vom Gemeinschaftsschutz« – nach außen hin aber von Verschwörungen sprechen.

Verschwörungen eignen sich auch, um die eigene Identität zu betonen: »Ich bin nicht wie ihr, ich glaube denen da oben nicht alles, ich denke selbst!« Damit lassen sich zudem neue Freunde finden, die ebenso denken. Wir alle wollen zu Gruppen gehören, die uns etwas bedeuten. »Wir sind anders« und die Idee, gemeinsam etablierte Denkmuster zu durchbrechen, kann da ein attraktives Zugpferd sein. Darin bestätigen sich die Gruppenmitglieder gegenseitig.

Einer der banalsten Gründe sind eigene Interessen: wie bei dem ehemaligen Arzt, der die Masern-Impfung mit Autismus in Verbindung brachte und dafür viel Geld kassierte (siehe Seite 107).

Welche Gründe im Einzelnen hinter dem Verschwörungsglauben stehen, ist schwer zu sagen. Aber manchmal hilft es, sich klarzumachen, dass auch der Verschwörungsglaube eine Funktion erfüllt – im Umgang zwischen Menschen, mit der Welt und sich selbst.

Zusammenhänge sehen, wo keine sind

Stefan Müller vom Impfkritischen Elternstammtisch Neustadt schaut fest in die Kamera: »Immer wieder höre ich von Kindern mit Allergien – alle sind geimpft! Es liegt doch auf der Hand, dass Impfen damit etwas zu tun hat.«

Jürgen Schmidt vom Gesundheitsamt in Neustadt: »Wahrscheinlich wurden diese Kinder auch alle gestillt – nur weil etwas gemeinsam auftritt, heißt es nicht, dass das eine das andere verursacht!«

Mit allem, was wir erleben, versuchen wir, uns unsere Welt zu erklären. Das läuft von klein auf ganz automatisch ab. Als Cornelia zum Beispiel mit einer ihrer Töchter mal ein Würfelspiel spielte und die Kleine eine unerhörte Gewinnsträhne hatte, fragte sie: «Woher weiß der Würfel eigentlich, wer das Kind ist?« Die automatische Erklärung

»Klar, ich gewinne, weil ich das Kind bin!« brauchte schon eine weitere Erklärung, denn offensichtlich ließ nicht die Mutter das Kind gewinnen, sondern der Würfel. Nur wie?
So läuft die automatische Erklärmaschine dauerhaft in unserem Gehirn: Warum schlafen wir schlecht? War da nicht – ja klar, Vollmond! Wir versuchen uns so aber auch wichtigere Ereignisse im Leben zu erklären: Woher kommt plötzlich die Allergie, mein Kind war doch völlig gesund! War etwas anders als sonst? Ach klar, die Impfung!

Info

SCHLECHTER SCHLAF BEI VOLLMOND?

Wenn zwei seltene Ereignisse gemeinsam auftreten, so wie schlechter Schlaf und Vollmond, fühlt es sich quasi automatisch so an, als würde das eine das andere verursachen. Aber nur weil diese beiden Ereignisse gleichzeitig da sind, kann man nicht auf einen Zusammenhang schließen – geschweige denn auf einen ursächlichen! Um zu wissen, ob es einen tatsächlichen Zusammenhang gibt, müssen Sie nicht nur checken, ob der Vollmond da ist, wenn Sie schlecht schlafen. Zählen Sie auch die Nächte, in denen der Vollmond schien und Sie trotzdem gut geschlafen haben. Und die Nächte, in denen Sie schlecht geschlafen haben, aber der Vollmond nicht schien. Und die Nächte, in denen nichts von beidem auftrat.
Aus diesen vier Kombinationen kann man einen Zusammenhang berechnen – dieser wird auch Korrelation genannt. Und am Ende ist dann immer noch nicht klar, ob der Mond das schlechte Schlafen tatsächlich verursacht. Dies ist gemeint, wenn davon die Rede ist, dass »aus einer Korrelation nicht auf eine Kausalität geschlossen werden kann«.

So ähnlich ist es zum Beispiel auch, wenn Ihr Heilpraktiker sagt, alle Kinder, die mit Allergien zu ihm kämen, seien geimpft gewesen. Das ist wahrscheinlich eine korrekte Wahrnehmung. Daraus lässt sich aber nicht schließen, dass Impfen ursächlich zu diesen Allergien führt. Was nämlich meist vergessen wird, ist, dass dies nur ein sehr kleiner Ausschnitt der Realität ist, wie man in der Abbildung in Kästchen A sieht. Wie viele Kinder geimpft sind und keine Allergie haben (B), wird vernachlässigt, ebenso wie die Frage, wie viele nicht Geimpfte an Allergien leiden (C) und wie viele nicht (D).

	Geimpft	Nicht geimpft
Allergie	A	C
Keine Allergie	B	D

Es gibt Studien, die alle diese Aspekte und Kombinationen berücksichtigen. Sie haben gezeigt, dass es keinen Zusammenhang zwischen Impfungen und Allergien gibt.
Oft sehen wir also einen Zusammenhang, wo keiner ist. Nach demselben Muster kommt es auch zu anderen falschen Schlussfolgerungen, zum Beispiel die Grippe-Impfung habe eine Grippe ausgelöst. Dabei geht das gar nicht – denn der Totimpfstoff enthält nichts, was eine Grippe auslösen könnte, aber die Grippe-Impfung wird im Herbst gegeben, wenn ohnehin viele Erkältungen vor der Tür stehen. Und ebenso ist es auch bei Autismus und Impfen: Erste Autismussymptome treten im 2. Lebensjahr auf – und genau dann ist auch die erste Impfung gegen Masern fällig.
Übrigens: Nach dem Stand der Wissenschaft lässt uns der Mond auch nicht schlechter schlafen ... Erzählt Ihnen also jemand, die Grippe-Impfung hätte eine Grippe ausgelöst, eine Impfung zu Allergien oder Autismus geführt – erzählen Sie die Geschichte vom Mond!

Info

KORRELATIONEN SELBST GEMACHT

Nach dem beschriebenen Schema lassen sich mühelos beliebige Zusammenhänge herstellen. Versuchen wir es mal damit:
Die Kriminalität unter Jugendlichen nimmt stetig ab – warum ist das so? Klar: Impfungen verhindern Erkrankungen und sorgen so dafür, dass Kinder gesünder sind und weniger Unterricht verpassen. Die ganze Familie hat weniger Stress, die Eltern geimpfter Kinder haben weniger Verdienstausfall. All diese Faktoren – bessere Bildung, harmonische Entwicklung und höherer sozioökonomischer Status – senken die Kriminalität. Also sind Impfungen dafür verantwortlich! Oder?

»Die Studie weist methodische Mängel auf« – eine willkommene Ausrede?

In der Fernsehsendung wendet sich die Moderatorin freundlich an Herrn Müller: »Eine neue Studie untersucht die Gesundheit ungeimpfter Kinder – was hat sie gezeigt?«
Stefan Müller vom Impfkritischen Elternstammtisch: »In dieser Studie wird eindeutig gezeigt, dass ungeimpfte Kinder gesünder sind!«
Jürgen Schmidt vom Gesundheitsamt in Neustadt: »Diese Studie weist eklatante methodische Mängel auf – diesen Schluss kann man aufgrund des Studiendesigns nicht ziehen.«
Stefan Müller: »Das ist doch eine faule Ausrede! Wenn es unbequem wird, werden methodische Mängel beschworen. Das kennen wir ja aus der Homöopathieforschung: Immer wenn eine Studie gezeigt hat, dass Homöopathie wirkt, dann kommen die Schulmediziner und sagen, die Methode passt nicht.«

Alles schon gehört, oder? Wissenschaft ist allerdings in der Tat ein komplexes Unterfangen und nicht mit jeder Studie können beliebige Aussagen getroffen werden.
Besonders haarig wird es bei der Frage: Was ist Ursache, was ist Wirkung? Diese Frage lässt sich nicht nur besonders schwer beantworten, sie ist auch besonders relevant, denn das Wissen, ob eine Impfung wirkt oder Schaden anrichtet, kann Leben retten.

Was bedeutet »Evidenzgüte«?

Wissenschaftler bewerten die »Evidenzgüte« von Studien, wenn sie sie in Übersichtsarbeiten zusammenfassen – zum Beispiel zur Frage, ob Impfungen Allergien befördern oder ob homöopathische Mittel wirken. Dabei werden verschiedene Studientypen in einer Pyramide angeordnet: Je höher eine Studie dort eingeordnet ist, desto mehr kann man ihren Ergebnissen vertrauen und desto eher sollte man sich auf diese Ergebnisse verlassen, wenn Entscheidungen getroffen werden – zum Beispiel bei der Empfehlung eines Impfstoffs oder der Entwicklung medizinischer Leitlinien (siehe Seite 74 ff.).
Im Folgenden erklären wir zwar nicht die ganze Pyramide, gehen aber auf einige Studientypen ein, um zu demonstrieren, was daraus geschlussfolgert werden kann und was nicht.

Metaanalysen und systematische Reviews

Metaanalysen und systematische Reviews fassen oder rechnen die Ergebnisse mehrerer Studien zusammen, die dieselbe Frage untersuchen. Wenn nur eine Studie gezeigt hat, dass Impfungen nicht mit Allergien zusammenhängen, so besitzt dies eine geringere Aussagekraft, als wenn zum Beispiel sechs von sieben Studien mit insgesamt mehr Probanden das gezeigt haben. Solche Studien sind auch die Grundlage der Empfehlungen der Ständigen Impfkommission.

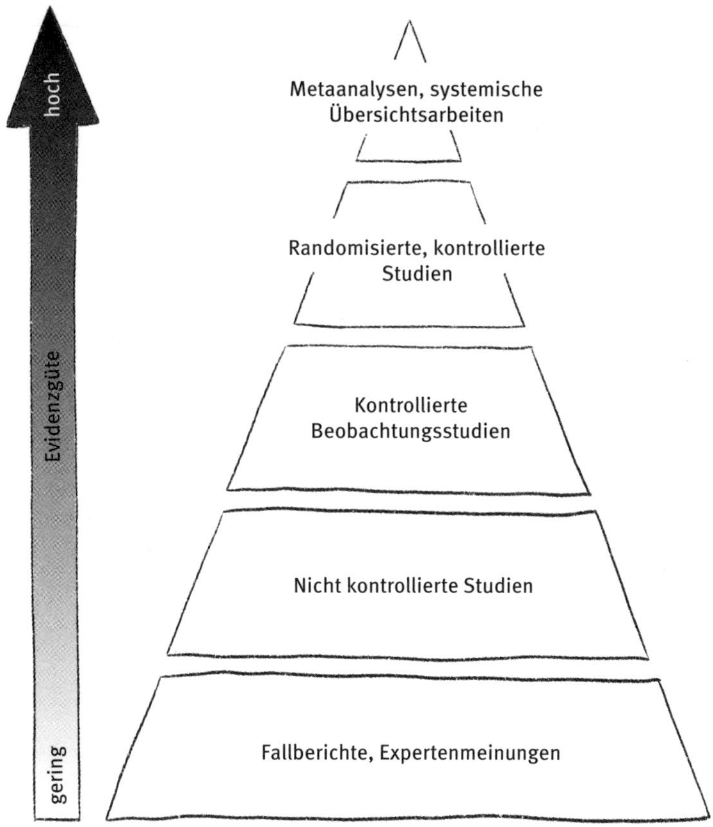

Je höher eine Studienart gelistet ist, desto höher ist ihre Evidenzgüte. Quelle: https://www.stiftung-gesundheitswissen.de/gesundes-leben/kompetenz-gesundheit/fortschritt-durch-evidenz-0

Randomisierte, kontrollierte Interventionsstudien

Randomisierte, kontrollierte Interventionsstudien sind die erste Wahl, wenn man herausfinden möchte, was Ursache und was Wirkung ist. Per Zufall werden Probandinnen und Probanden in mindestens zwei Gruppen geteilt – zum Beispiel in eine Impfgruppe und eine Kontrollgruppe ohne Impfung. Dann wird beobachtet, ob beispielsweise Perso-

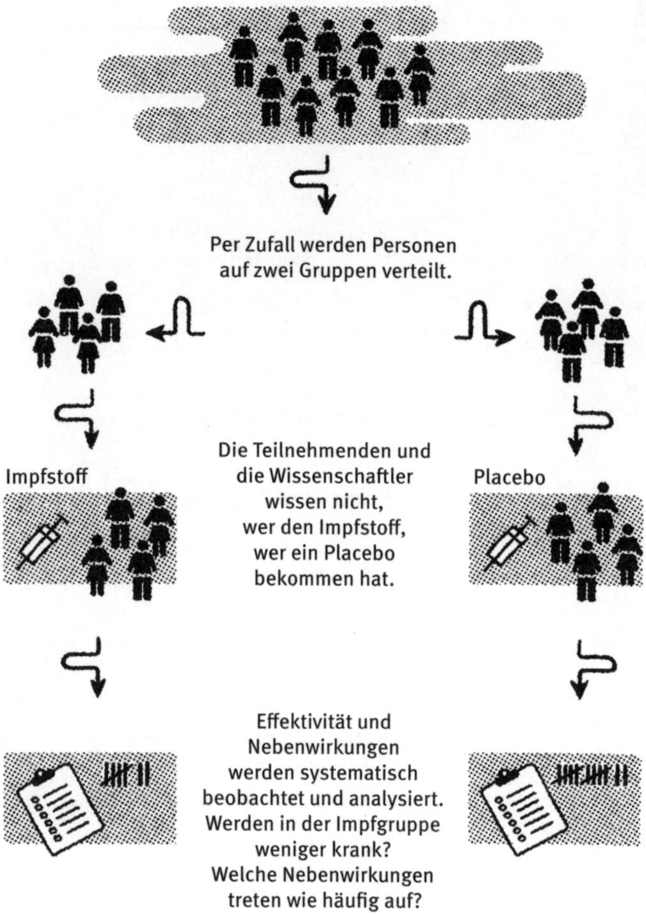

Bei einer randomisierten, kontrollierten Interventionsstudie werden die Teilnehmer zufällig einer Gruppe zugelost und die Wirkungen und Nebenwirkungen systematisch analysiert.

nen in der Impfgruppe seltener krank werden oder ob dort mehr Nebenwirkungen auftreten. Dies ist aus ethischen Gründen beim Impfen nur dann möglich, wenn es noch keinen Impfstoff gibt – denn sonst würde man die Personen in der Kontrollgruppe ohne Impfstoff Risiken aussetzen, die vermeidbar wären.

Info

STUDIEN RICHTIG VERSTEHEN

Nicht nur der gesunde Menschenverstand ist wichtig, um Studien zu verstehen. Studienergebnisse müssen interpretiert werden – und hier ist die Methode der Studie für die Frage, welche Schlussfolgerungen überhaupt getroffen werden können, sehr wichtig.

Kohortenstudien

Eine Möglichkeit, trotzdem Geimpfte und Ungeimpfte zu vergleichen, sind Kohortenstudien. Hier werden Personen mit und ohne Impfung über einen bestimmten Zeitraum rückwirkend verglichen – man nimmt also das, was man vorfindet und was ohnehin schon ist. Dies ist ethisch vertretbar – denn man setzt Personen ja nicht wissentlich einem höheren Risiko aus –, es hat aber den Nachteil, dass es außer dem Impfstatus noch weitere Unterschiede zwischen Geimpften und Ungeimpften geben kann, also etwa die Lebensumstände oder ob man generell gesund oder ungesund lebt. Auf den Mythos, ungeimpfte Kinder seien gesünder als geimpfte, gehen wir ausführlich auf Seite 88 ff. ein.

Impfen und Allergien: Warum einige Studien einen Zusammenhang zeigen

Stefan Müller vom Impfkritischen Elternstammtisch hat noch ein Ass im Ärmel: Hier, diese Studie zeigt, dass Impfen zu Allergien führt!«
Jürgen Schmidt vom Gesundheitsamt in Neustadt verweist auf die Statistik und sagt: »Na ja, das muss so sein.«
Die Moderatorin zieht, mit vielen Zuschauern gemeinsam, die Stirn in Falten: »Das müssen Sie näher erklären ...«

Info

METAANALYSE ZU ALLERGIEN UND IMPFUNGEN

Tatsächlich zeigte 1998 eine Studie, dass Personen, die geimpft waren, häufiger Asthma hatten als Ungeimpfte. Deren Ergebnisse wurde auch in eine große Analyse miteinbezogen, die herausfinden wollte, ob Impfen zu Allergien führt (eine Metaanalyse, siehe Seite 134). Insgesamt wurden sieben Studien mit fast 190.000 Testpersonen analysiert. Davon wiesen fünf darauf hin, dass es keinen Zusammenhang gibt, eine fand, dass geimpfte jüngere Kinder vorübergehend weniger Asthma zeigten, und besagte Studie von 1998 kam zu dem Ergebnis, dass es einen Zusammenhang gibt. Unterm Strich berechneten die Wissenschaftler: Es lässt sich über alle Studien hinweg kein Zusammenhang zwischen Impfen und Allergien nachweisen.

Vom Schnappschuss zum wahren Effekt

Warum »muss« es so sein, dass Studien existieren, die eine Verbindung zwischen Impfen und Allergien zeigen? Weil jede Studie nur ein Schnappschuss der Welt ist. Je mehr Studien man hat, desto genauer kann man abschätzen, was in Wirklichkeit zutrifft. Wissenschaftler nennen das den »wahren Effekt«. Der Zufall spielt auch in der Wissenschaft eine Rolle. Je weniger Leute an einer Studie teilnehmen, desto stärker ist der Einfluss des Zufalls und das Ergebnis kann zufällig in die eine oder in die andere Richtung kippen. Daher ist es so wichtig, viele Studien zu einem Thema zusammen zu betrachten. Wenn der wahre Effekt ist »Es gibt keinen Zusammenhang zwischen Impfen und Allergien«, wird es also Studien geben, die genau das zeigen. Aber – zufällig – eben auch solche, in denen die Kinder mit Impfung seltener Allergien haben, und solche, in denen Impfen zu mehr Allergien führt.

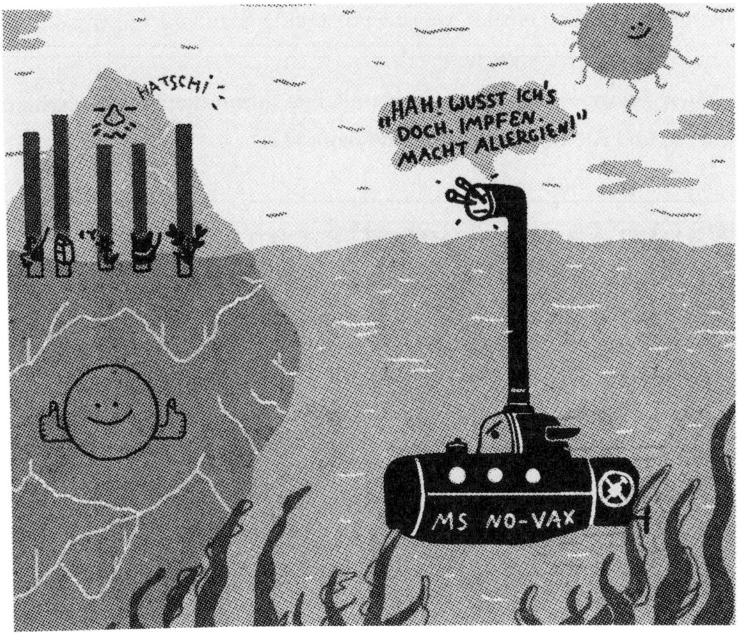
HATSCHI!
„HAH! WUSST ICH'S DOCH. IMPFEN MACHT ALLERGIEN!"
MS NO-VAX

So wie man über der Wasseroberfläche nur einen Teil des Eisbergs sieht, nehmen auch manche Impfgegner nur das wahr, was ihre Meinung bestätigt.

Das Schubladen-Problem

Wenn dies nicht so ist, deutet das darauf hin, dass nicht alle Studien, die zu dem Thema durchgeführt wurden, veröffentlicht wurden – also manche Ergebnisse (etwa dass Impfen nicht zu Allergien führt) bevorzugt veröffentlicht wurden. Dieses Phänomen nennt man »publication bias« oder Schubladen-Problem: Die Forschung bleibt einfach in den Schubladen der Wissenschaftler liegen.

Anders ausgedrückt: Wenn man viele Studien gemeinsam betrachtet, muss der Zufall in beide Richtungen gleichermaßen zugeschlagen haben, sonst ist etwas faul. Paradoxerweise kann man also sagen: Dass es vereinzelt Studien gibt, die einen Zusammenhang zwischen Impfen und Allergien zeigen, ist ein Beleg dafür, dass hier besonders sorgfältig

gearbeitet wurde und alles, was die Forschung dazu an Ergebnissen lieferte, auch veröffentlicht wurde.
Weitere Informationen zum vermeintlichen Zusammenhang zwischen Impfen und Allergien finden Sie auf Seite 112.

Warum Fernsehdebatten und Co manchmal mehr Schaden als Nutzen bringen

Unsere fiktive Fernsehdebatte hat ein charakteristisches Merkmal: Ein augenscheinlich kontroverses Thema wird mit einer Person besetzt, die dafür ist, und mit einer, die dagegen ist. Jede Seite bekommt die Hälfte der Zeit und es fliegen die Fetzen.
Doch was vielleicht hohen Unterhaltungswert hat, kann uns auch in die Irre führen, wenn es um wissenschaftliche Themen geht. Denn was diese Debatte komplett ignoriert: Die zwei gegensätzlichen Positionen werden nicht von gleich vielen Wissenschaftlern geteilt.

Wissenschaftlicher Konsens

Wenn Positionen von vielen Wissenschaftlern geteilt werden, nennt man das Konsens. Zum Beispiel gibt es einen Konsens dazu, dass der Klimawandel menschengemacht ist, dass Impfen sicher und Tabak gesundheitsschädlich ist. Also: Hinter der Position »Impfen ist sicher« steht eine große Zahl von Wissenschaftlern, hinter der Position »Impfen ist gefährlich« stehen nur wenige. Dennoch kommen in der Debatte beide Positionen mit gleicher Gewichtung zu Wort.

Eine Balance, die verunsichert

Eine Studie hat gezeigt, dass eine »falsche Balance« in den Medien zu einer größeren Verunsicherung führt. Dabei lasen Testpersonen einen Artikel über die (falsche) Verbindung zwischen der Masern-Impfung und Autismus. Der Artikel enthielt entweder:

Info

FALSCHE BALANCE

Sind von 100 Wissenschaftlern 90 überzeugt, dass Impfen sicher ist, und zehn, dass Impfen unsicher ist, wird der Konsens missachtet, wenn aus jeder Gruppe ein Vertreter zur Debatte eingeladen wird. Diese falsche Balance verunsichert den Zuschauer. Man fragt sich: Sind die Experten sich etwa nicht einig? Was soll ich glauben?

- nur Aussagen, die gegen diese Verbindung sprachen (richtig),
- oder nur Aussagen, die für diese Verbindung sprachen (falsch),
- oder sowohl Aussagen dagegen als auch dafür (balanciert).

Die Testpersonen des balancierten Artikels waren danach besonders unsicher, was die Sicherheit der Impfung betraf, und bezweifelten den wissenschaftlichen Konsens unter den Experten. Es wurde also eine wissenschaftliche Kontroverse gesehen, wo eigentlich gar keine ist.

Machen Sie sich daher klar, dass die Unterhaltungsbranche den Stand der Wissenschaft nicht immer korrekt abbildet. Wo Sensationen präsentiert werden, absolute Sicherheit gefordert oder »die Wahrheit« propagiert wird, ist generell Vorsicht geboten. Wissenschaftliche Sensationen sind sehr selten, abwegige Meinungen bringen Publicity (auch Wissenschaftlerinnen und Wissenschaftler sind eitel) und absolute Sicherheit gibt es grundsätzlich nicht, auch nicht beim Impfen.

Gute von schlechten Gesundheitsinformationen unterscheiden

Wenn eine Fernsehdebatte bei Ihnen Fragen hinterlassen hat und Sie sich vornehmen, dazu nochmals zu googeln, sollten Sie wissen: Es gibt

viele gute Informationsquellen im Internet – aber auch viele, die schlechte oder gesundheitsgefährdende Inhalte haben. Und es ist leider nicht einfach, schlechte und gefährliche Informationen zu identifizieren (beachten Sie dazu die Hinweise auf Seite 143).
Die Bertelsmann Stiftung, das Online-Magazin MedWatch und ein Team aus Gesundheitswissenschaftlern haben 2019 analysiert, wie gefährliche Gesundheitsinformationen im Netz identifiziert und bekämpft werden können. Eine gute Zusammenstellung, wie man solche schlechte Gesundheitsinformationen im Alltag erkennen kann, hat Gerd Antes, Gründungsdirektor der deutschen Cochrane-Gesellschaft, ausgearbeitet. Die internationale Cochrane-Vereinigung hat sich der Aufgabe verschrieben, die besten zur Verfügung stehenden Daten zu ermitteln und zu benennen.
Aus diesen beiden Expertisen haben wir Ihnen im Kasten auf Seite 143 einen Leitfaden zur Bewertung von Gesundheitsinformationen erstellt: Was sind gefährliche Gesundheitsinformationen und wie können Sie sie erkennen?

Info

GEFÄHRLICHE INFORMATIONEN

Generell kann man festhalten: Eine schlechte Gesundheitsinformation informiert inkorrekt, einseitig, verkürzt oder unsachlich. »Gefährlich« sind Gesundheitsinformationen, wenn sie vermutlich ein Verhalten auslösen werden, das einen erheblichen körperlichen, seelischen oder finanziellen Schaden – für den Einzelnen oder für die Gesellschaft – und/oder einen Verlust des Vertrauens in die wissenschaftsbasierte Medizin hervorruft.

Extra

WIE SIE GESUNDHEITSINFORMATIONEN IM INTERNET BEWERTEN KÖNNEN

Seien Sie vorsichtig bei Internetseiten mit Inhalten wie diesen:

- Die Seite enthält Gesundheitsinformationen mit sehr pauschalen Aussagen oder extremen Heilsversprechen, zum Beispiel: »Hilft gegen Krebs, Autismus, Malaria und Diabetes.«
- Die Gesundheitsinformationen versprechen »die Wahrheit«.
- In einem an sich leicht verständlichen Text werden viele Fachbegriffe verwendet. So wird etwa versucht, durch pseudokomplexe Darstellung angeblicher Wirkmechanismen Seriosität vorzuspielen.
- Es fehlen Dosisangaben: Jeder Wirkstoff hat einen bestimmten Bereich, in dem er die gewünschte Wirkung entfaltet. Zu geringe Konzentrationen verfehlen den Effekt, zu hohe Mengen können giftig sein. Darum sind Dosisangaben für die Verwendung sehr wichtig.
- Es mangelt an Hinweisen auf Nebenwirkungen: Wenn etwas keinerlei Nebenwirkungen hat, dann hat es auch garantiert keine Wirkung.
- Es gibt auf der Internetseite kein Impressum. Falls es ein Impressum gibt, prüfen Sie per Suchmaschine, in welchen anderen Zusammenhängen der Betreiber in Erscheinung tritt.
- Es wird Produktwerbung gemacht, zum Beispiel durch Kombinationen aus Infotext und Hinweisen auf einzelne Präparate oder Links zu Produktwebsites.
- Es fehlen Quellenangaben. Prüfen Sie: Wird eine seriöse Institution als Quelle genannt und ist auf deren Seite auch etwas zum Thema zu finden? Haben seriöse Medien über das Mittel oder die Therapie berichtet? Falls nicht, handelt es sich wahrscheinlich um eine Falschmeldung. Doch Vorsicht: Auch unseriöse Webseiten verweisen teils auf seriöse Quellen und können so Seriosität vorgaukeln und sogar Zertifikate für vertrauenswürdige Webseiten erhalten.

KONFLIKTE MIT DEM PARTNER ODER MIT FREUNDEN

Dass in Freundeskreisen, auf dem Spielplatz oder bei Familientreffen zum Thema Impfen mal die Fetzen fliegen, hat vielleicht jeder schon mal erlebt. Meinungen prallen aufeinander, jeder verteidigt seinen Standpunkt, bringt hier und da gelesenes Wissen ein und steuert lange gesammelte Geschichten bei. Es kann aber auch zwischen Eltern vorkommen, dass Uneinigkeit über das Thema Impfen herrscht. Und am Ende muss trotzdem eine Entscheidung getroffen werden.

Ängste spielen eine Rolle

Unsere Gefühle sind wie ein Kompass, der uns eine Richtung für Handlungen anzeigt. Das ermöglicht es uns, schnell und ohne langes Nachdenken handeln zu können. Doch manchmal ist es wichtig, die Richtung, in die Gefühle zeigen, zu hinterfragen. Viele Menschen haben Angst vor Prüfungen und würden sie darum gern vermeiden. Doch wir wissen, dass sie wichtig sind, und finden in der Regel Wege, sie trotzdem zu bewältigen. Wir glauben der Angst nicht.
Wenn wir Gefühlen glauben, ohne sie zu hinterfragen, handeln wir unreflektiert und unter Umständen irrational. Wenn wir Angst um unsere Kinder haben (entweder vor einer Impfung oder einer Erkrankung) und jemand diese Angst nicht ernst nimmt, wird die Angst größer. Wir reagieren darauf mit »Kampf-oder-Flucht-Verhalten«. Das heißt, wenn wir in einer Diskussion mit uns nahestehenden Menschen immer ängstlicher werden, werden wir immer aggressiver. Das führt zum Verlust von Empathie. Wir sind plötzlich nicht mehr in der Lage zu sehen, dass unser Partner ebenfalls Angst um das Kind hat. Impfkonflikte werden sich oft lösen lassen, wenn sich die Konfliktpartner in ihrer Angst gegenseitig ernst nehmen.

Was sagt die Rechtslage?

Doch was ist, wenn Eltern sich partout nicht einigen können oder wollen? Wenn sie unterschiedliche Ansichten über Verantwortung und den Schutz der kindlichen Gesundheit haben und der eine Elternteil Impfungen befürwortet, der andere sie vehement ablehnt? Wie kommt man zu einer Lösung, wenn am Ende tatsächlich einer »Recht« bekommen muss?

Gemeinsames Sorgerecht

Muss man sich einigen oder darf ein Elternteil auch allein entscheiden? Gerichte haben entschieden, dass Eltern, die das gemeinsame Sorgerecht haben, gemeinsam über den Impfschutz der Kinder entscheiden.

Info

ENTSCHEIDUNGEN, DIE GEMEINSAM GETROFFEN WERDEN MÜSSEN

Eltern mit gemeinsamem Sorgerecht müssen gemeinsam über Impfungen entscheiden. Das entspricht auch den Regelungen, die für Operationen gelten oder für einen Schulwechsel: Immer dann, wenn die Entscheidung für das Kind von erheblicher Bedeutung ist, sind beide Eltern gefragt. Bei getrennt lebenden Eltern gilt in der Regel: Dort, wo die Kinder leben, werden die Entscheidungen getroffen, die das tägliche Leben der Kinder betreffen – also zum Beispiel die Freizeitgestaltung oder kleine medizinische Behandlungen. Dies gilt aber eben nicht für Impfungen, da diese »Angelegenheiten von erheblicher Bedeutung« sind.

Das gilt für Eltern, die zusammenleben, genauso wie für Eltern, die getrennt leben und das gemeinsame Sorgerecht haben.
Wenn Eltern sich nicht einigen können, kann es vor Gericht gehen. In einem Verfahren am Bundesgerichtshof bekam der Elternteil recht, der das gemeinsame Kind nach den Empfehlungen der Ständigen Impfkommission impfen lassen wollte. Das Gericht erkennt die Ständige Impfkommission als medizinischen Standard an, da ihre Empfehlungen auf vorhandenen wissenschaftlichen Erkenntnissen fußen.
An einer Einigung führt also kaum ein Weg vorbei, wenn es nicht vor Gericht gehen soll. Im Folgenden geben wir einige bewährte Tipps, wie Sie bei Konflikten einer Einigung näher kommen können.

Tipps zur Deeskalation eines Impfstreits

Dass man sich über Impfen streitet und es emotional wird, passiert nicht nur in Paarbeziehungen. Die folgenden Tipps können auch im Verwandten- und Freundeskreis helfen, aus einem Impfstreit ein konstruktives Gespräch werden zu lassen – oder zumindest verhindern, dass man sich auf Dauer verkracht.

- Wie in jedem Gespräch gilt es auch in einem Streitgespräch, Gemeinsamkeiten zu finden: Wo sind Sie mit Ihrem Gegenüber einer Meinung? Das schafft ein gutes Klima für weitere Diskussionen. Versuchen Sie, keinen Wettbewerb daraus werden zu lassen: Wer ist der bessere Vater? Die bessere Mutter? Erkennen Sie an, dass Sie beide dasselbe wollen: das Beste für Ihr Kind. Dies gilt auch, wenn Sie getrennt sind.
- Versuchen Sie als Eltern, die Frage nach dem Impfen gemeinsam und zu zweit zu lösen. Meistens ist es sinnvoll, sich darauf zu einigen, andere Beteiligte, die leicht parteiisch werden könnten – zum Beispiel Großeltern oder die beste Freundin –, aus dem Konflikt herauszuhalten.

- Hören Sie erst mal auf, neue Informationen zu sammeln. Schreiben Sie stattdessen alle Fragen auf, die Sie haben. Schauen Sie gemeinsam diese Liste an. Hören Sie zu, welche Zweifel und Ängste Ihr Partner oder Ihre Partnerin äußert. Nehmen Sie diese ernst und versuchen Sie, nicht gleich zu widersprechen, sondern Ihrem Gegenüber einfach nur zuzuhören.
- Auch im Gespräch mit Freunden gilt: Versuchen Sie, die Position des anderen wirklich zu verstehen. Hier hilft aktives Zuhören. Wiederholen Sie erst mal den Standpunkt des anderen (»Wenn ich dich richtig verstanden habe, meinst du also, dass …«) und stellen Sie offene Fragen (»Wie kommst du zu diesem Standpunkt?«). Dazu gehört auch, dass Sie Ihren eigenen Standpunkt begründen. Nur zwei Meinungen aufeinanderprallen zu lassen, führt schnell zu einer verfahrenen Situation.
- Bleiben Sie beim Thema – sonst sind Sie schnell bei anderen Fragen: wer sich wie um das Kind kümmert, wann man mit dem Stillen aufhören oder ob man überhaupt in ferne Länder reisen sollte. Man kann über vieles streiten, aber nicht über alles gleichzeitig.
- Wenn Sie als Eltern eine gemeinsame Entscheidung treffen müssen, dann suchen Sie gemeinsam das Gespräch mit Ihrer Kinderärztin oder Ihrem Kinderarzt. Dort erhalten Sie sichere Informationen aus fachkundiger Quelle.
- Finden Sie gemeinsam mit der Ärztin oder dem Arzt heraus, wie Sie mit Ihren Bedenken umgehen können, sofern sich diese nicht ausräumen lassen. So könnten Sie zum Beispiel eine bestimmte Impfung verschieben, wenn Sie dafür auf eine Reise verzichten. Oder Sie könnten eine Impfung auslassen, die Sie nicht befürworten, dafür aber andere Impfungen wahrnehmen.
- Lassen Sie Ihr Kind nicht hinter dem Rücken Ihrer Partnerin oder Ihres Partners impfen, denn in solchen Fällen leidet vor allem das Kind darunter.

Extra

WENN GAR NICHTS MEHR GEHT, KANN GEWALTFREIE KOMMUNIKATION HELFEN

Wenn sich ein strittiges Thema völlig festgefahren hat, ist es schwer, wieder ins Gespräch zu kommen. Gerade in emotional aufgeladenen Situationen reagieren wir oft automatisch und greifen auf unsere alten Muster von Verteidigung, Rückzug oder Angriff zurück. Aus dem Bereich der Gewaltfreien Kommunikation (GFK) von dem Psychologen Marshall B. Rosenberg gibt es für solche Situationen hilfreiche Anregungen. Grundsätzlich gilt es dabei vier Schritte zu beachten. Natürlich ist das keine Patentlösung und hat auch keine Gelinggarantie. Aber es ermöglicht einen Austausch und kann vielleicht die Brücke bauen, ein Thema nicht sofort abzubrechen und jeden aus seiner Ecke zu holen. Für tiefergehende Einblicke in die GFK verweisen wir an dieser Stelle auf das Grundlagenwerk von Rosenberg (siehe Seite 154).

1. Beobachtung: Nehmen Sie die Situation wahr und beschreiben Sie sie, ohne zu bewerten oder zu interpretieren. Zum Beispiel: »Ich beobachte, dass du die letzten Male, wenn ich das Thema Impfen vorgebracht habe, gesagt hast, du möchtest nicht mehr darüber sprechen.«
2. Gefühl: Forschen Sie nach, welche Gefühle bei Ihnen präsent sind, und benennen Sie diese: »Ich fühle mich frustriert und hilflos.«
3. Bedürfnis: Benennen Sie Ihre Bedürfnisse. Oft liegt hinter dem Ärger oder der Hilflosigkeit ein unerfülltes Bedürfnis, etwa nach Kontakt und Wertschätzung. Versuchen Sie dabei, die Verantwortung für Ihre Gefühle zu übernehmen: »... mir sind die Gesundheitsthemen unseres Kindes wichtig, deshalb wünsche ich mir mehr Austausch darüber.«
4. Bitten: Äußern Sie Bitten auf der Grundlage Ihres Bedürfnisses: »Ich möchte dich bitten, mir zu sagen, wie du zu dem Thema stehst. Was sind deine Ängste und Zweifel beim Impfen? Ich möchte erfahren, was du brauchst, um mit mir darüber reden zu können.«

WUNSCHZETTEL

Wir Autoren schauen aus vielen Rollen auf das Thema Impfen: als Eltern, Freunde und Bürger, als Wissenschaftlerin, kritische Journalistin, Arzt und Therapeut. Wir beschäftigen uns schon lange mit dem Thema und haben mit vielen Menschen in den verschiedensten Positionen darüber gesprochen.
Nun haben wir noch eine Wunschliste »an das Deutsche Impfsystem und alle, die dafür verantwortlich sind«, zusammengestellt. Vieles läuft bereits gut, aber wir wollen auf Dinge hinweisen, die es noch zu verbessern gilt, und damit zum Nachdenken anregen.

- Jeder, der sich impfen lassen will, sollte sich auch impfen lassen können. Wir wissen, dass das ein komplexes Gebiet ist und Impfstoffe von Ländern vorbestellt werden müssen. Aber wir haben auch erlebt, dass Impfkampagnen nicht stattfinden, weil man aufgrund von Lieferengpässen Angst hat, dass es nicht für alle reicht. Das besser auszutarieren, sollte ein Ziel sein!
- Impfen sollte einfacher werden – durch automatische Erinnerungssysteme und den elektronischen Impfpass, den es hoffentlich bald gibt.
- Die meisten Menschen sind mit ihrem behandelnden Arzt, ihrer Ärztin zufrieden. Doch gerade bei Unsicherheit und Angst wünschen sich Patienten Zeit, Empathie und respektvolle Aufmerksamkeit. Eine Impfberatung sollte für den Arzt deshalb auch abrechenbar sein, wenn nicht geimpft wird. Denn das Besprechen von Ängsten und Sorgen ist wichtig – und kann dazu führen, dass vielleicht das nächste Mal geimpft wird.
- Impfschäden sollten zentral und transparent erfasst werden. Die Daten liegen bei den Versorgungsämtern und müssten »nur« zusammengeführt werden. Dafür müssen sich die Länder und besonders die Datenschützer einigen.

Extra

WISSENSWERTES ZUR CORONA-IMPFUNG

Warum konnten die Corona-Impfstoffe so schnell entwickelt werden?
Die Geschwindigkeit, mit der es zur Zulassung der Corona-Impfstoffe kam, verwunderte viele Menschen. Auch in diesem Buch steht: Alles ist ein langwieriger Prozess, die Entwicklung, die Zulassung, die Impfempfehlung. Aber im Pandemiefall werden verschiedene Beschleunigungsstrategien genutzt. Das Paul-Ehrlich-Institut (PEI) bearbeitete etwa Anfragen und Anträge für Impfstoffe bevorzugt, sodass Hersteller sie schneller in klinischen Studien testen konnten. Wichtig: Die Schnelligkeit geht nicht zu Lasten der Sicherheit. Viel Entwicklungszeit sparte auch, dass Forscher nicht bei null anfangen mussten. Das Genom des Coronavirus war bereits entschlüsselt.

Lassen sich seltene Nebenwirkungen da überhaupt erkennen?
Einige Details der Impfung sind, während wir das Buch schreiben, noch offen – was Langzeitwirksamkeit und Langzeitsicherheit angeht oder ob der Impfstoff auch die Übertragung verhindert oder nur eine Erkrankung. Nebenwirkungen werden generell während der gesamten klinischen Prüfphase eines Impfstoffs erfasst (mehr dazu auf Seite 55 f.). Weitere seltene Nebenwirkungen zeigen sich dann – egal, ob der Impfstoff normal oder beschleunigt zugelassen wurde –, wenn der Impfstoff auf dem Markt ist. Dann wird der Impfstoff gegebenenfalls verändert oder vom Markt genommen.

Lässt sich ausschließen, dass der RNA-Impfstoff das Erbgut verändert?
Manche Menschen glauben, dass eine Impfung mit einem RNA-Impfstoff das menschliche Erbgut verändern kann. Die Sorge ist unbegründet, es herrscht Konsens darüber, dass es zu keiner Ergbutveränderung durch die Impfung kommen kann. Mehr dazu erfahren Sie auf Seite 52.

Und sonst?
Wappnen Sie sich gegen Falschinformationen: Eine Impfpflicht wurde zum Beispiel von der Regierung ausgeschlossen.

Weiterführende, laufend aktualisierte Informationen zur Corona-Impfung finden Sie hier:

www.gu.de/corona-impfung

Dank

Weil ein Buch über das Impfen Experten aus vielen Fachrichtungen erfordert und wir auch nicht alles wissen, danken wir unseren fachkundigen Kolleginnen und Kollegen, die all unsere Fragen beantwortet und Inhalte Korrektur gelesen haben:

Prof. Dr. med. Thomas Mertens, Arzt und Virologe im Ruhestand, Vorsitzender der Ständigen Impfkommission STIKO

PD Dr. med. Ole Wichmann, Arzt und Infektionsepidemiologe, Leiter des Fachgebiets Impfprävention am Robert Koch-Institut

Dr. med. Sigrid Peter, Kinder- und Jugendärztin

Dr. phil. Philipp Schmid, Psychologe

M.Sc. Dorothee Heinemeier, Psychologin

Wir danken für ihre Unterstützung durch weitere Interviews:

Prof. Dr. med. Marylyn Addo, Ärztin und Leiterin der Sektion Infektiologie am Uniklinikum Hamburg-Eppendorf

Prof. Dr. rer. nat. Mankertz, Leiterin des Nationalen Referenzzentrums für Masern, Mumps, Röteln

Außerdem danken wir Teilen unserer Geschwister und deren Partner/innen sowie Eltern für kritisches Lesen sowie unseren Partner/innen für die große Unterstützung sowie Rita Steininger für ihr liebevolles Lektorat.

Wir danken Anna Karetnikova und Annabelle Betsch für die kreative Illustration und Eckart von Hirschhausen fürs Verkuppeln.

Quellenverzeichnis

Im Folgenden finden Sie eine Auswahl der wichtigsten Quellen, die der Arbeit an diesem Buch zugrunde liegen. Ein vollständiges Verzeichnis können Sie unter diesem Link abrufen:
www.gu.de/buch/faktencheck-impfen

Kapitel 1: Impfen – das sollten Sie wissen

Empfehlungen der Ständigen Impfkommission (STIKO): https://www.rki.de/DE/Content/Kommissionen/STIKO/Empfehlungen/Impfempfehlungen_node.html.

Fine, P., Eames, K., Heymann, D. L. (2011). »Herd Immunity«: A Rough Guide. Clinical Infectious Diseases, 52(7), 911–916. https://doi.org/10.1093/cid/cir007.

Opri, R., Zanoni, G., Caffarelli, C., Bottau, P., Caimmi, S., Crisafulli, G., ... & Peroni, D. G. (2018). True and false contraindications to vaccines. Allergologia et immunopathologia, 46(1), 99–104.

Prymula, R., Siegrist, C. A., Chlibek, R., Zemlickova, H., Vackova, M., Smetana, J., ... & Schuerman, L. (2009). Effect of prophylactic paracetamol administration at time of vaccination on febrile reactions and antibody responses in children: two open-label, randomised controlled trials. The Lancet, 374(9698), 1339–1350.

Stress- und schmerzarm impfen: https://www.impfen-info.de/wissenswertes/stress-und-schmerzarmes-impfen.html.

Kapitel 2: Wirkung und Sicherheit

Betsch, C., Schmid, P., Korn, L., Steinmeyer, L., Heinemeier, D., Eitze, S., Küpke, N. K., & Böhm, R. (2019). Impfverhalten psychologisch erklären, messen und verändern. Bundesgesundheitsblatt – Gesundheitsforschung – Gesundheitsschutz. https://doi.org/10.1007/s00103-019-02900-6.

Bröker, B., Schütt, C., Fleischer, B. (2019). Immunisierung. In: Grundwissen Immunologie (S. 247–254). Springer Spektrum, Berlin, Heidelberg.

Hintergrundwissen Impfen – Webseite der Bundeszentrale für gesundheitliche Aufklärung: https://www.impfen-info.de/wissenswertes.html.

Keage, H. A. D., Loetscher, T. Estimating everyday risk: Subjective judgments are related to objective risk, mapping of numerical magnitudes and previous experience. PLOS ONE. 5. Dezember 2018; 13(12):e0207356.

Mentzer, D., Oberle, D., Keller-Stanislawski, B. (2018). Daten zur Pharmakovigilanz von Impfstoffen aus dem Jahr 2016. Bulletin zur Arzneimittelsicherheit, Informationen aus BfArM und PEI, Ausgabe 1, März 2018.

Sicherheit von Impfungen – Webseite des Robert Koch-Instituts: https://www.rki.de/DE/Content/Kommissionen/STIKO/Impfsicherheit/sicherheit_impfungen_node.html.

Turnbull, A. E. Fear, Numbers, and Measles. Health Commun. Dezember 2011;26(8):775–6.

Kapitel 3: Der Mythen-Kompass

Durbach N. »They might as well brand us«: working-class resistance to compulsory vaccination in Victorian England. Soc Hist Med. April 2000;13(1):45–62.

Fragen und Antworten zu Aluminium in Lebensmitteln und verbrauchernahen Produkten – Aktualisierte FAQ des BfR vom 13. Dezember 2019. :8.

Offit P. A. Autism's False Prophets: Bad Science, Risky Medicine, and the Search for a Cure [Internet]. Columbia University Press; 2008 [zitiert 22. August 2020]. Verfügbar unter: https://www.jstor.org/stable/10.7312/offi14636

Plotkin's Vaccines – 7th Edition [Internet] [zitiert 4. Juli 2020]. Verfügbar unter: https://www.elsevier.com/books/T/A/9780323357616.

Toxikologische Bewertung von Formaldehyd – Stellungnahme des BfR Nr. 023/2006 vom 30. März 2006. :17.

Zepp F. Impfmythen in der Pädiatrie. Monatsschrift Kinderheilkd. 1. Dezember 2018;166(12):1114–9.

Zingg, A., Siegrist, M. (2012). Measuring people's knowledge about vaccination: Developing a one-dimensional scale. Vaccine, 30(25), 3771–3777.

Kapitel 4: So entstehen Zweifel

Balicer, R. D., Grotto, I., Mimouni, M., Mimouni, D. (2007). Is Childhood Vaccination Associated With Asthma? A Meta-analysis of Observational Studies. Pediatrics, 120(5), e1269–e1277. https://doi.org/10.1542/peds.2006-3569.

Feldwisch-Drentrup, H., Kuhrt, N., Bertelsmann Stiftung. (2019). Schlechte und gefährliche Gesundheitsinformationen: Wie sie erkannt und Patienten besser geschützt werden können. https://doi.org/10.11586/2019034.

Hornsey, M. J., Fielding, K. S. (2017). Attitude roots and Jiu Jitsu persuasion: Understanding and overcoming the motivated rejection of science. American Psychologist, 72(5), 459–473. https://doi.org/10.1037/a0040437.

Kahneman, D. (2012). Schnelles Denken, langsames Denken. Siedler.

Lewandowsky, S., Cook, J., Ecker, U. K. H., Albarracín, D., Amazeen, M. A., Kendeou, P., & Lombardi, D. (n.d.). Under the Hood of The Debunking Handbook 2020: A consensus-based handbook of recommendations for correcting or preventing misinformation. https://www.climatechangecommunication.org/debunking-handbook-2020.

Rosenberg, M. B. (2016). Gewaltfreie Kommunikation: Eine Sprache des Lebens. Junfermann Verlag.

Bücher, die weiterhelfen

Aigner, Florian: Die Schwerkraft ist kein Bauchgefühl: Eine Liebeserklärung an die Wissenschaft. Brandstätter

Grams, Natalie: Was wirklich hilft. Kompass durch die Welt der sanften Medizin. Aufbau Verlag

Rosenberg, Marshall B.: Gewaltfreie Kommunikation. Eine Sprache des Lebens. Junfermann

Schmitz, Thomas/Siebert, Sven: Klartext Impfen. Ein Aufklärungsbuch zum Schutz unserer Gesundheit. HarperCollins

Bücher aus dem GRÄFE UND UNZER VERLAG

Illing, Stephan: Kinderkrankheiten verstehen und behandeln

Keicher, Ursula: Kinderkrankheiten. Alles, was wichtig ist

Schaenzler, Nicole/Breitenberger, Markus: Autoimmunerkrankungen in den Griff bekommen

Wimmer, Johannes: Medizin – endlich verständlich

Adressen, die weiterhelfen

Bundeszentrale für gesundheitliche Aufklärung
Maarweg 149–161
50825 Köln
www.bzga.de
www.impfen-info.de

Paul-Ehrlich-Institut
Bundesinstitut für Impfstoffe und biomedizinische Arzneimittel
Paul-Ehrlich-Straße 51–59
63225 Langen
www.pei.de

Robert Koch-Institut
Nordufer 20
13353 Berlin
www.rki.de

Links, die weiterhelfen

www.impfen-info.de
Auf der Infoseite der Bundeszentrale für gesundheitliche Aufklärung finden Sie alles Wichtige zum Impfen, einen Masern-Impfcheck und die Impfempfehlungen für alle relevanten Altersgruppen.

https://www.kinderaerzte-im-netz.de/impfen/
Der Berufsverband der Kinder- und Jugendärzte stellt auf seiner Seite aktuelle Informationen zusammen.

www.masernschutz.de
Auf dieser Seite des Bundesministeriums für Gesundheit sind alle wichtigen Fragen und Antworten rund um die Masern-Impfpflicht, die Masern-Impfung und natürlich über Masern aufgelistet.

https://medwatch.de/tipps-fuer-patienten/
Wer wissen möchte, ob eine Gesundheitsinformation vertrauenswürdig ist, findet hier praktische Kriterien und Hinweise für einen gründlichen Check.

https://www.pei.de/DE/arzneimittelsicherheit/pharmakovigilanz/meldeformulare-online-meldung/meldeformulare-online-meldung-node.html
Hier können Sie selbst oder Ihre Ärztin, Ihr Arzt einen Verdacht auf Nebenwirkungen bei der zuständigen Behörde (Paul-Ehrlich-Institut) melden.

https://www.rki.de/DE/Content/Infekt/Impfen/impfen_node.html
Die Internetseiten des Robert Koch-Instituts zum Impfen richten sich vor allem an Fachpublikum wie Ärzte oder medizinisches Personal, aber viele Informationen sind auch für Laien gut verständlich. Im Menü »Bedeutung« finden Sie dort auch die »Antworten des Robert Koch-Instituts und des Paul-Ehrlich-Instituts zu den 20 häufigsten Einwänden gegen das Impfen«. Diese werden regelmäßig aktualisiert und bieten nach bestem Stand der Wissenschaft gut verständliche Antworten auf häufig gehörte Einwände.

Glossar

Adjuvanzien: Begleitstoffe, die dafür sorgen, dass das Immunsystem angemessen auf ein Antigen reagiert

Antigen: Substanz oder Struktur (wie Oberflächenmolekül eines Virus), die vom Immunsystem als fremd erkannt wird

Antikörper (auch Immunglobuline): Erzeugen beim Kontakt mit dem Antigen eine Immunantwort

Evidenzbasiert: Auf Beweisen beruhend; entspricht dem aktuellen Stand der Forschung

Gemeinschaftsschutz (auch Herdenimmunität): Eine Impfung verhindert die Übertragung von Krankheiten von Mensch zu Mensch und schützt so auch Ungeimpfte

Immunantwort: Reaktion des Immunsystems auf als fremd erkannte Organismen oder Substanzen, um sie zu beseitigen oder unschädlich zu machen

Impfeffektivität: Bestimmung der relativen Risikoreduktion, die durch die Impfung erreicht wird: Wie viele der Geimpften sind geschützt?

Impfgegner: Kritisiert mit wissenschaftlich nicht haltbaren Argumenten den gängigen medizinische Standard; lässt sich nicht durch wissenschaftliche Belege umstimmen

Impfmüdigkeit: Impfungen werden nicht wahrgenommen, obwohl sie verfügbar sind

Impfnebenwirkung: Symptom infolge einer Impfung, das über das übliche Maß einer Impfreaktion hinausgeht

Impfpflicht: In Deutschland nur gegen Masern

Impfreaktion: Körperliche Symptome, die durch die Reaktion des Immunsystems auf die Impfung hervorgerufen werden

Impfschaden: Schwerer Schaden einer Impfkomplikation

Kausalität: Ursächlicher Zusammenhang

Kinderkrankheit: Sehr ansteckend; wer nicht immun ist, bekommt sie daher früh als Kind; nicht: »harmlos«

Kombinationsimpfstoff: Wirkt gleichzeitig gegen mehrere Erreger

Konservierungsstoff: Verhindert Verunreinigung der Impfstoffe bei Herstellung, Lagerung, Transport oder Impfung

Korrelation: Zusammenhang zwischen zwei Ereignissen, wobei man nicht sagen kann, was Ursache und was Wirkung ist

STIKO: Ständige Impfkommission; für Impfempfehlungen zuständiges unabhängiges Expertengremium

Verblindung: Gruppenzuordnung wird bei einer Studie vor Studienteilnehmern und Forschern geheim gehalten

Register

Impressum

© 2021 GRÄFE UND UNZER VERLAG GmbH, Postfach 860366, 81630 München

G|U

GU ist eine eingetragene Marke der GRÄFE UND UNZER VERLAG GmbH, www.gu.de

ISBN 978-3-8338-7772-8

1. Auflage 2021

Projektleitung: Franziska Daub
Lektorat: Rita Steininger
Umschlaggestaltung: independent Medien-Design, Horst Moser; ki36 Editorial Design, Bettina Stickel
Layout: independent Medien-Design, Horst Moser, München
Bildredaktion: Nele Schneidewind
Herstellung: Petra Roth
Satz: griesbeckdesign, Dorothee Griesbeck
Reproduktion: Medienprinzen GmbH, München
Druck und Bindung: Livonia Print, SIA

Wichtiger Hinweis

Das Autorenteam wird von einer Gruppe Expertinnen und Experten unterstützt und fachlich beraten. Die Beiträge in diesem Buch wurden mit größtmöglicher Sorgfalt recherchiert und durch die Expertengruppe gegengelesen. Dennoch können sich Fehler einschleichen oder neue wissenschaftliche Erkenntnisse das Geschriebene (Stand: Dezember 2020) überholen.

Für Ihre Impfentscheidung nehmen Sie bitte immer ein persönliches Gespräch mit Ihrer Ärztin oder Ihrem Arzt in Anspruch. Dieses Buch ersetzt ihren Rat in keiner Weise. Jede Leserin, jeder Leser ist für das eigene Tun und Lassen auch weiterhin selbst verantwortlich. Weder Autoren noch Verlag können für eventuelle Nachteile oder Schäden, die aus den im Buch gegebenen praktischen Hinweisen resultieren, eine Haftung übernehmen.

Bildnachweis:

Cover: The Noun Project
Illustrationen: Anna Karetnikova/kombinatrotweiss (S. 8, 13, 48, 51, 61, 73, 86, 120, 136, 139)
Infografiken: Annabelle Betsch (S. 10, 56, 67, 70, 77, 108, 135)
Weitere Fotos: UKE/Eva Hecht: S. 17; Privat: S. 36

Syndication:

www.seasons.agency

QUALITÄTS G|U GARANTIE

LIEBE LESERINNEN UND LESER,

wir wollen Ihnen mit diesem Buch Informationen und Anregungen geben, um Ihnen das Leben zu erleichtern oder Sie zu inspirieren, Neues auszuprobieren. Wir achten bei der Erstellung unserer Bücher auf Aktualität und stellen höchste Ansprüche an Inhalt und Gestaltung. Alle Anleitungen und Rezepte werden von unseren Autoren, jeweils Experten auf ihren Gebieten, gewissenhaft erstellt und von unseren Redakteuren/innen mit größter Sorgfalt ausgewählt und geprüft.

Haben wir Ihre Erwartungen erfüllt? Sind Sie mit diesem Buch und seinen Inhalten zufrieden? Wir freuen uns auf Ihre Rückmeldung. Und wir freuen uns, wenn Sie diesen Titel weiterempfehlen, in Ihrem Freundeskreis oder bei Ihrem online-Kauf.

Sollten wir Ihre Erwartungen so gar nicht erfüllt haben, tauschen wir Ihnen Ihr Buch jederzeit gegen ein gleichwertiges zum gleichen oder ähnlichen Thema um.

KONTAKT ZUM LESERSERVICE

GRÄFE UND UNZER VERLAG
Grillparzerstraße 12
81675 München
www.gu.de

GRÄFE UND UNZER

Ein Unternehmen der GANSKE VERLAGSGRUPPE

www.facebook.com/gu.verlag